人工智能应用于肿瘤治疗的理论与实践丛书

Theory and Practice of Artifical Intelligence in Tumor
Interventional Diagnosis and Treatment

人工智能应用于
肿瘤介入诊疗的理论与实践

主 编 李家平 赵 磊 周付根

天津出版传媒集团
天津科技翻译出版有限公司

图书在版编目(CIP)数据

人工智能应用于肿瘤介入诊疗的理论与实践 / 李家平, 赵磊, 周付根主编 . -- 天津 : 天津科技翻译出版有限公司, 2025.1 -- (人工智能应用于肿瘤治疗的理论与实践丛书). -- ISBN 978-7-5433-4490-7

Ⅰ. R730.55-39

中国国家版本馆 CIP 数据核字第 20243ED556 号

出　　版：天津科技翻译出版有限公司

出 版 人：方　艳

地　　址：天津市和平区西康路35号

邮政编码：300192

电　　话：(022)87894896

传　　真：(022)87893237

网　　址：www.tsttpc.com

印　　刷：天津新华印务有限公司

发　　行：全国新华书店

版本记录：787mm×1092mm　16开本　11.5印张　200千字

　　　　　2025年1月第1版　2025年1月第1次印刷

定　　价：98.00元

(如发现印装问题,可与出版社调换)

主编简介

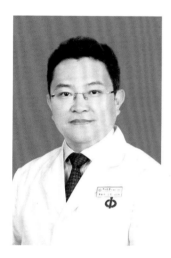

李家平，主任医师，教授，博士生导师，中山大学附属第一医院肿瘤介入科主任兼医学影像科副主任。曾荣获"国之名医""岭南名医"等称号，并入选"中国名医百强榜"。

兼任国际肝胆胰学会微创介入治疗委员会副主任委员，亚洲冷冻治疗学会副主席，亚太影像引导下肿瘤消融协会常务理事，中国医师协会介入医师分会数字智能介入诊疗专业委员会主任委员，中国临床肿瘤学会（CSCO）介入放射专业委员会副主任委员，国家卫生健康委员会能力建设和继续教育介入专家委员会副主任委员，中华医学会全国介入学组副组长，中国医师协会介入医师分会常务委员，广东省医学会介入医学分会主任委员，广东省临床医学学会肿瘤介入学专业委员会主任委员，广东省医师协会介入医师分会副主任委员。

擅长肿瘤与血管疾病的微创介入治疗，特别是原发性与转移性肝癌、肺癌、胆管癌、胰腺癌、膀胱癌、卵巢癌、血管畸形等的介入诊疗（包括经动脉灌注化疗与栓塞、氩氦刀冷冻、射频、微波消融、粒子与支架植入、药盒埋置），以及系统化疗、分子靶向与免疫治疗。在肝硬化门静脉高压症TIPS术、颈动脉体瘤栓塞术、胆道梗阻与外周血管闭塞性疾病开通术方面积累了丰富的诊疗经验，多项医疗技术处于国内领先水平。迄今主持国家自然科学基金、省部级重大科研专项15项，荣获多项科技进步奖，发表SCI论著130余篇。

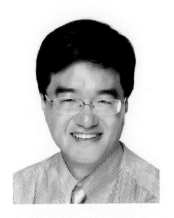

　　赵磊，博士，清华大学海峡研究院国际医疗技术创新中心主任，中华全国归国华侨联合会特聘专家。清华大学生物医学工程及电子工程双学士，美国哈佛大学及波士顿大学联合培养博士，美国哈佛大学医学院博士后。

　　曾执教于美国哈佛大学医学院并在其附属布莱根妇女医院（BWH）担任研究员。曾先后在中美创办多家医疗高新技术企业，拥有10余年的科研经验及近20年的产业化经验。曾发表国际学术论文百余篇，出版学术著作6部。先后主持并承担多项国家级科研项目和产业化项目。

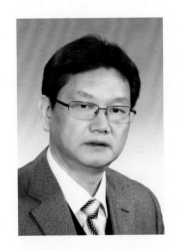

　　周付根，工学博士，博士生导师，北京航空航天大学教授，中国民主同盟北京市委员会科技委员会副主任，中国民主同盟北京市海淀区委高等教育专业委员会副主任，中国民主同盟北京市海淀区委北京航空航天大学支部主任委员，北京市昌平区政协常务委员。

　　兼任全国医用电器标准化技术委员会放射治疗、核医学和放射剂量学设备分技术委员会副主任委员，中国医学物理学会医学影像专业委员会副主任，中国核学会近距离治疗与智慧放疗分会副理事长，中国医学物理学会常务委员。

　　长期从事图像模式识别与智能系统、医学物理领域的研究工作，研制的加速器放射治疗计划系统、放射性粒子源植入治疗计划系统、后装放射治疗计划系统、锥束CT三维成像及摆位验证系统等在临床中广泛应用。主持编写国家行业标准，并参与了国际标准制定工作。发表SCI论文100余篇，授权发明专利25项。曾获得部级科技成果奖6项，其中2021年获北京市科技进步一等奖1项。

编者名单

主 编

李家平　赵　磊　周付根

编　者（按姓氏汉语拼音排序）

冯仕庭　龚　征　关培栋　黄　坤

贾富仓　李家平　罗火灵　马瑞霞

汤咪咪　唐熠阳　温　杰　吴艳琴

肖　卓　徐丹阳　张彦舫　赵　磊

周付根　周海燕　周小琦

前 言

随着人工智能(AI)技术的飞速发展,医学领域正在经历一场技术革命。肿瘤介入学作为临床医学的一个重要分支,主要通过影像设备的引导,采用微创技术对肿瘤进行诊疗。随着人工智能技术的融入,肿瘤介入取得了突破性进展。

目前,人工智能模型可在影像分析中通过卷积神经网络(CNN)进行自动学习和特征提取,对肝肿瘤和肺结节的检测可以达到与优秀放射科医生相近的准确率,甚至在某些方面优于人工读片。人工智能可以通过自动标记和分割病灶,提供更精确的三维重建图像,为肿瘤介入治疗方案的制订提供支持。同时,在肝细胞癌的射频消融术(RFA)和经导管动脉化疗栓塞术(TACE)中,人工智能可以通过术前影像数据,帮助医生建立个性化的三维解剖模型,精确定位肿瘤和周围结构,减少术中误差。令人欣喜的是,基于人工智能的手术机器人系统正在逐步应用于肿瘤介入治疗,通过与影像系统的结合,自动生成介入路径并提供实时反馈,显著提高了操作的准确性和安全性。此外,人工智能还可以根据患者的临床数据、影像学特征及术后恢复情况,预测肿瘤的复发风险、转移趋势、生存率等重要指标。如在TACE治疗肝细胞癌的研究中,人工智能通过分析影像和病理数据,能够精确预测治疗后的肿瘤坏死率,为进一步治疗提供支持。

未来,随着人工智能技术的不断发展,肿瘤介入将朝着更加个性化、精准化、智能化的方向迈进。然而,人工智能的广泛应用仍面临一些挑战,如伦理问题、数据安全、模型的普适性等。如何平衡技术创新与医疗伦理的关系,将成为未来人工智能在肿瘤介入领域进一步发展的重要课题。

有鉴于此,我有幸召集了赵磊教授、周付根教授、贾富仓教授、冯仕庭教授、龚征教授等一批中青年专家共同编撰此书,他们是医学人工智能领域卓有建树的杰出代表,结合自身高超的专业素养和丰富的临床经验,分别详尽地介绍了肝细胞癌-医学影像学与人工智能、人工智能引导CT精准经皮介入技术、人工智能在肿瘤计量分析研究中的应用、基于光学定位系统和深度相机的经皮肝穿刺导航、人工智能引导粒子治疗肝细胞癌等5大人工智能肿瘤介入诊疗领域的最新进展,内容新颖,图文并茂,具有突出的实用性与较高的科学性。在此,对各位编者的辛勤付出表示深深的敬意与衷心的感谢。

　　鉴于本人的临床经验、对人工智能的认知和写作水平有限,恳请大家对本书不吝赐教,多提宝贵建议,以期再版时得以改进与完善。衷心希望本书能丰富医学人工智能的理论,并助力肿瘤介入的创新性发展。

2024 年 10 月

目 录

第1章 总论 ·· 1

    第1节 人工智能概述 ····································· 3

    第2节 人工智能在医学领域的应用 ························· 5

    第3节 介入放射学的定义与范畴 ··························· 9

    第4节 肿瘤介入学的新兴技术 ····························· 19

    第5节 人工智能在肿瘤介入诊疗中的应用与展望 ············· 26

第2章 肝细胞癌：医学影像学与人工智能 ····················· 39

    第1节 肝细胞癌的影像学表现 ····························· 41

    第2节 肝细胞癌影像的人工智能技术数据要求与方法 ········· 53

    第3节 人工智能在肝细胞癌微血管侵犯预测中的应用 ········· 60

    第4节 人工智能在肝细胞癌免疫响应状态预测中的应用 ······· 63

    第5节 人工智能在肝细胞癌相关基因表达预测中的应用 ······· 66

    第6节 人工智能在肝细胞癌预后预测中的应用 ··············· 71

    第7节 人工智能在肝细胞癌应用中的局限性和展望 ··········· 75

第3章 人工智能引导CT精准经皮介入技术 ··················· 87

第4章 人工智能在肿瘤计量分析研究中的应用 ··············· 111

第5章 基于光学定位系统和深度相机的经皮肝穿刺导航 ······· 131

第6章 人工智能引导粒子治疗肝细胞癌 ····················· 155

    第1节 人工智能引导下放射性粒子技术的创新与发展 ········· 157

    第2节 导航联合三维打印技术 ····························· 158

    第3节 粒子植入治疗的穿刺针道和粒子布源一体化逆向设计方法 · 161

    第4节 三维数字模板引导粒子植入的临床应用 ··············· 163

索引 ·· 169

目 录

第**1**章
总　论

第1节　人工智能概述

人工智能(AI)是研究、开发用于模拟、延伸和扩展人类智能的理论、方法、技术及应用系统的一门学科。人工智能领域的研究包括机器人、语音识别、图像识别、自然语言处理、专家系统等。

一、人工智能发展史

人工智能的起源可以追溯到20世纪50年代,伴随计算机的出现,人们开始尝试将计算机应用于智能领域。1956年,麦卡锡等科学家在美国达特茅斯学院开会研讨"如何用机器模拟人的智能",首次提出"Artificial Intelligence"这一概念。这标志着人工智能学科的诞生,同时也开启了各国政府、研究机构、军方对人工智能投资和研究的第一波热潮,并取得了显著的成果。20世纪50年代至70年代初期,人工智能开始从逻辑学和数学上研究各种推理算法和知识表示方法,这一时期知识符号主义快速发展,但很多事物不能形式化表达,建立的模型存在一定的局限性。20世纪80年代至21世纪初期,人们开始研究机器学习(ML)、神经网络等技术,使得人工智能的应用范围不断扩大,专家系统得到快速发展,数学模型出现重大突破。统计机器学习成为这一时期人工智能领域的新热点,包括支持向量机、朴素贝叶斯、决策树等算法得到广泛应用。21世纪以来,深度学习(DL)作为一种新型的机器学习方式引起了广泛关注,其利用多层次的神经网络结构进行模式识别和分类,被广泛用于语音识别、图像识别、自然语言处理等领域。深度学习取得了重大突破之后,图形处理器(GPU)、张量处理器(TPU)、现场可编程门阵列(FPGA)异构计算芯片、云计算等计算机硬件设施不断取得突破性进展,为人工智能提供了足够的计算力,得以支持复杂算法的运行。随着大数据、云计算、互联网、物联网等信息技术的发展,泛在感知数据等计算平台推动以深度神经网络为代表的人工智能技术飞速发展。

二、人工智能相关技术

目前,人工智能的研究包括机器学习、深度学习等重要技术。

(一)机器学习

机器学习是对研究问题进行模型假设,利用计算机从训练数据中学习得到模型参数,并最终对数据进行预测和分析的一门学科。人工智能领域研究通过应用机器学习处理庞大数据实现描述性、预测性和推荐性分析,包括监督学习、无监督学习和强化学习。监督学习是接受已知的输入数据集和对该数据集的已知响应(输出),然后训练模型以使模型能够对新输入数据的响应做出合理的预测。监督学习又包括线性回归、逻辑回归、决策树、朴素贝叶斯分类器、支持向量机、随机森林等算法。无监督学习是一种在未给出输出变量的情况下,对输入变量进行分类的算法,也就是在数据集中寻找没有标注响应的模式。这种方法可用于发现数据中隐藏的模式或潜在规律,根据由没有标注响应的输入组成的数据集做出推断。聚类分析是最常见的无监督学习方法,它可以用来执行探索性数据分析以发现数据中隐藏的模式或分组,如基因聚类分析等。强化学习又称奖励学习、评价学习或增强学习,用于描述和解决在与环境交互过程中通过学习策略以达成回报最大化或实现特定目标的问题。

(二)深度学习

深度学习是一种特殊的机器学习,它借鉴了人脑由大量神经元组成的特性,形成了一个框架,可以简单理解为多层的神经网络模型。深度学习通过组合低层特征形成更加抽象的高层表示属性类别或特征,以发现数据的分布式特征表示,模仿人脑的机制来解释数据,如图像、声音、文本等。深度学习算法以卷积神经网络(CNN)等为代表。CNN是一种基于卷积操作的深度学习模型,常用于图像识别、语音识别等领域,通过自动学习和提取数据特征来实现对数据的分类、识别。CNN的基本结构由卷积层、池化层和全连接层组成。卷积层是CNN的核心,它通过滑动一个卷积核在输入数据上进行卷积操作,从而提取出数据的局部特征。池化层用于对卷积层输出特征进行降维处理,从而减少模型参数和计算量。全连接层用于将池化层输出的特征向量映射到输出类别上,从而实现对输入数据的分类或识别。CNN能够自动学习和提取数据特征,具有较好的泛化能力和鲁棒性。

三、人工智能的应用

人工智能在金融、教育、交通、农业、物流、医疗、智能安防、自动驾驶等多个领域均有广泛应用。在金融领域,人工智能在股票交易、风险管理、反欺诈、投资组合管理、客户服务等方面发挥着重要作用。在教育领域,通过图像识别、语音识别、人机交互等人工智能技术,可以实现在线答疑解惑、智能分班排课、智慧校园、考试监管等。在交通领域,人工智能应用可以通过收集和分析交通信号灯数据,分析交通密度、交通事故、天气数据等因素来预测交通状况,并相应地调整交通灯。在农业领域,应用了众多的人工智能技术,如无人机喷洒农药、除草、农作物状态实时监控、物料采购、数据收集、灌溉、收获、销售等。这些技术大大提高了农牧业的产量,减少了人工成本和时间成本。在物流领域,通过利用智能搜索、推理规划、计算机视觉、智能机器人等技术,已经在运输、仓储、配送装卸等流程上实现了自动化改造,基本实现了无人操作。医疗是人工智能应用的一个重要领域,可以用于疾病预测、疾病诊断、影像及病理图像分析、基因组学数据分析、辅助治疗及预后评估、药物开发等方面。

(李家平　黄坤)

第2节　人工智能在医学领域的应用

20世纪50年代,计算机和人工智能概念儿乎同步发展,医学领域很快就看到了它们的潜在价值和优势。1959年,Keeve Brodman及其同事声称,从各个方面来说,对症状做出正确诊断解读都是一个逻辑过程,因此可以由机器执行。20世纪90年代和21世纪初,即使在计算机速度慢且内存有限的情况下,也已经解决了由机器成功执行重复性医疗任务(重复性导致易出现人为错误)这一问题。通过大量资金和智力投入,计算机解读心电图(ECG)、白细胞分类计数、分析视网膜照片和皮肤病变,以及其他图像处理任务已经成为现实。其中,许多机器学习辅助任务已得到基本认可并被纳入日常医疗工作。这些机器任务的表现并不完美,通常需要熟练的人员监督整个过程,但在需要相对快速解读图像且当地缺乏专家的情况下,人工智能的上述表现已经极大提高了诊断效率。人工智能和机器学习程序已经以多种方式进入医学领域,包括但不限于协助发现可能影响公众健康的传染病暴发,结合临床、遗传和许多其他实验室结果,确定可能漏诊的罕见病和常见病,协助医院业务运营等。

一、人工智能在疾病诊断中的应用

当临床医生在人工智能的帮助下诊断有某种疾病或病症的患者时,诊断所需的时间可以大幅缩短,并显著提高诊断效率。通过分析放射学[如X线、计算机断层扫描(CT)、磁共振成像(MRI)]、病理学、内镜、超声、心电图和生化检查相关人体指标的临床数据,人工智能可以快速输出结果,改变无法及时准确给出结果的无效传统医学模式,尤其是对于复杂的诊断。此外,由于人工智能可以在如此短的时间内解决问题,医生可以根据患者的病情制订更深思熟虑、更合理的治疗计划。

影像学是人工智能用于疾病诊断较为普遍的领域。一项研究纳入34 000例患者,利用深度学习算法探测X线影像上的癌性肺结节,其准确性明显超过影像科医生的判断。对急诊患者腕关节骨折的诊断,在人工智能的辅助下其敏感性可从81%升高至92%。除了普通X线影像以外,人工智能的应用涵盖各种类型的影像数据,包括骨线片上骨折的发现、骨龄的评估、结核的分型、椎体压缩骨折的判断,CT扫描上各种肿瘤的诊断、冠脉钙化积分评估及狭窄判读、颅脑创伤的诊断,MRI、超声心动图、钼靶等各种影像的分析研究均有人工智能的身影。人工智能的发展也促使影像组学的兴起。影像组学是利用机器学习算法分割图像,提取高通量影像组学特征,用于疾病的诊断、预后预测的科学。影像组学在各系统疾病中均有大量研究,包括对肝细胞癌(HCC)的分期、病理分级、微血管侵犯、基因表达的预测等。一项前瞻性、双盲、随机对照试验研究结果表明,深度学习算法对影像的解释速度是放射科医生的150倍,但该算法在筛查神经系统急症的诊断准确性低于人类,表明人工智能辅助诊断能力还需进一步提升。

病理学是诊断肿瘤及其他疾病的基石,随着全景病理数字切片的发展,如何快速、准确进行疾病诊断是亟待解决的问题。利用人工智能可以对病理切片组织区域进行分割、肿瘤诊断、是否转移进行快速、高质量评估。另外,研究证实深度学习可以利用病理切片预测肿瘤的6种遗传突变,辅助医生进行肿瘤分型,其准确性高达97%。

人工智能辅助内镜检查具有巨大优势,能够大幅提升病变的检出率,缩短检查时间。例如,对较小的结直肠息肉的检出率明显优于普通内镜,同时对消化道病变的定位具有更高敏感性和准确性。

同样,在眼科学、皮肤病学等医学图像的识别、诊断中,人工智能也可发挥重要作用。Gargeya等利用深度学习算法筛查糖尿病视网膜病变,其敏感性和特异性均可达到较高水平。在一项使用近130 000张皮肤照片和皮肤镜数字化图像的大型训练数据集的研究中,深度学习算法预测皮肤癌模型的曲线下面积(AUC)达0.96,预测黑色素瘤模型的AUC达0.94,这一结果与21名美国委员会认证的皮肤科医生的判断结果相匹配。

二、人工智能在疾病治疗中的应用

在外科领域,人工智能最突出的成就和应用离不开外科人工智能系统。约20年前,PUMA-560、Probot、AESOP、Robodoc 和 Acrobot 在外科手术中发挥了有力的辅助作用。但在早期阶段,所有的手术系统都无法在没有人类控制的情况下运行,这意味着这些系统只是另一种更灵活的非智能手术刀。随着人工智能技术的发展,人工智能手术系统的概念被提出。在当代,这一概念最具开创性的产物是达芬奇手术机器人。作为人类历史上前所未有的伟大发明,达芬奇手术机器人的出现使手术治疗变得更加微创,具有图像更清晰,操作更准确、方便,甚至可以远程操作的优点。这种创造性的发明允许通过微创方法进行复杂的外科手术,彻底改变了传统的外科手术模式。随着达芬奇手术机器人的应用,甲状腺手术在预后效果方面得到了改善;上颌手术在准确性和安全性方面得到了改进;胃、肾和前列腺手术的成功率提高,并发症发生率降低;癌症相关手术在术后恢复方面对患者更有利。得益于深度学习等算法,手术过程中的体内和原位组织学诊断处于病理学阶段,使有效的切缘病理分析和实时组织活检成为现实。通过使用深度学习,人工智能算法还可以根据临床外科医生丰富的实践经验进行自推导,并通过将手术程序上传到人工智能手术系统来重建临床数字化数据,以智能地辅助手术,包括手术切除范围的制订、术后器官残积保障,以及预测可能有阳性转移的淋巴结。

人工智能对疾病治疗的应用,不局限于外科手术,对口腔科、介入科等学科手术的规划、辅助同样具有较大的应用前景。另外,人工智能辅助麻醉、人工智能辅助术前三维(3D)打印均对疾病治疗有着巨大益处。影像组学及人工智能亦可用于疾病的风险分层,预测治疗效果及生存期,对指导治疗方案的制订具有较大潜在辅助价值。相较于普通分子标记物,影像组学及人工智能具有无创、高效的特点。影像组学及人工智能可用于预测术后复发的风险,为术后辅助治疗的选择提供参考依据。

三、人工智能在药物生产中的应用

在传统模式中,药物的生产需要很长的时间,包括功能靶点研究、药物成分设计研究、性能测试、临床试验、测试和推广。因此,即使经过长时间的研究,新药也不一定能像预期那样发挥作用。然而,随着近年来人工智能的发展,这项新技术改变了医疗保健领域的传统制药行业,并促进了新药的发现和组装。此外,随着人工智能生成药物的逐渐成熟,药物的新颖性和质量都达到了新的高度。例如,人工智能预测模型和疫苗设计的结合有效地加快了临床试验过程,降低了研发成本和缩短了时间周期。深度学习技术引导的药物发现可以设计靶向蛋白质,这曾经是不可能实现的。得益于人工智能技术强大的逻辑推导和自动学习能力,癌症药物的设计和生产得到了深度优化,具有更好的治疗效果。此外,人工智能辅助生物信息学工具和方法的研究也为小分子药物治疗提供了光明的前景,三维打印技术为药品生产带来了巨大的发展。药物生产中的三维打印可以选择药物的大小、形状和不同药物成分的组合,这能更方便地投入临床应用。通过三维打印技术,甚至可以预先设计片剂包衣的层数和百分比参数、治疗释放率和模式,从而提供更好的疗效。

四、人工智能在医学教育中的应用

医学生教育是医学发展的未来和希望。然而,由于所需专业知识庞杂,医学生的培养周期长而困难,如果医学生只学习医学书籍和标本,他们的发展将受到阻碍。随着人工智能技术的多样化应用,医学生的学习模式更加丰富多彩。基于人工智能的学习提高了学生的学习和理解能力,从而增强了他们对临床疾病的认识。此外,基于人工智能模拟的外科训练系统将人工智能和模拟结合在一起学习外科技术,创造了一种具有客观反馈的新教育工具,有利于学生学习。人工智能技术不仅可以帮助学生学习,还可以监督学生的心理健康和学习成绩,从而使学校能够更及时地了解学生的情况。此外,三维打印技术还可以为医学生提供更生动的学习机会,这是传统教科书阅读所无法提供的。可以利用三维打印医学模型研究三维解剖结构,甚至在模型上练习手术,以提高他们的手术技能。机器学习与增强现实系统相结合,可以为受训者提供一个新的平台来磨炼他们的程序技能,从而找到评估表现和提高能力的新方法。特别是,增强现实(AR)和虚拟现实(VR)应用已被证明可以在动机、互动性和材料学习方面改进目前的培训方法。先进的三维渲染和空间成像操作使受训者能够在模拟环境中构思解剖学并提高程序技能。与标准的二维图像相比,VR增加了受训者在程序规划中的真实感,并改善了与远程同事的多学科交流。混合虚拟现实技术还可以帮助学生以更直观的方式理解他们控制的任何尺寸或层面的人体解剖结构,从而提供无风险的模拟手术训练(图1-1)。

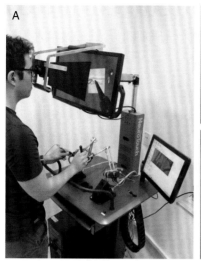
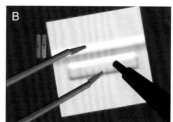
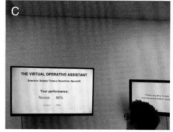

图1-1 虚拟手术助理的教育系统。(A)受训者在NeuroVR平台上执行模拟肿瘤切除,在受训者的优势手中使用模拟超声吸引器,在非优势手中采用模拟双极。(B)该场景包括切除肿瘤(黄色),对健康大脑区域(白色)的损伤小。(C)模拟任务完成后,数据自动保存并上传到虚拟手术助理软件,以便在两个监视器上提供即时反馈(PLoS One.2020 Feb 27;15(2):e0229596.)。

(李家平　黄坤)

第3节　介入放射学的定义与范畴

一、介入放射学的定义

介入放射学所涉及的绝大部分操作是在医学影像设备(特别是放射线设备)监测下进行的,各种技术方法需要医学影像设备的监测和引导。同时,所采用的技术方法主要通过各种穿刺和控制性的导管操作,具有独特性。在此基础上充分发挥和利用临床药物治疗和手术治疗的原理,对疾病进行更为准确的诊断检查和更有效的系统治疗。所以,介入放射学的定义可以概括为:在医学影像设备的引导和监测下,通过穿刺和导管操作技术对疾病进行的一系列定性检查和微创治疗。介入放射学的基本任务有两个:在医学影像设备的引导和监测下,通过穿刺和操纵导管进入组织和器官;利用临床诊断学原理和方法,经过造影、抽吸、切割等方法取得病理学、组织细胞学、生理学、生化学、影像学等检查资料。在医学影像设备的引导和监测下，通过穿刺和操纵导管进入组织和器官，利用临床治疗学原理和方法，经过灌注、栓塞、成形、引流等方法对疾病进行一系列特殊的微创治疗。

二、介入放射学的范畴

介入放射学是一门综合性边缘学科，属于微创治疗和介入治疗学的范畴。由于介入放射学技术的不断创新和治疗领域的不断开拓，介入放射学已经广泛涉及临床多个学科，衍生出既相对独立又有机结合的许多分支学科。一般而言，将所有在医学影像设备检测引导下进行的医学操作都称为介入放射学，但狭义的介入放射学仅指在放射线设备监测下所进行的介入检查和特殊治疗。从介入放射学可以进行诊断和治疗的疾病来看，目前已经涉及神经、呼吸、循环、消化、泌尿生殖、运动等系统的多种疾病，既可以对内脏疾病进行可靠的诊断和有效治疗，也可以对肢体疾病，甚至对表面可见的表浅疾病进行效果独到的治疗。可以说，介入放射学的领域已经囊括绝大多数临床学科的疾病，而且其学科领域仍在不断拓展。

三、介入放射学的基本技术

(一)基本技术

介入放射学的基本技术可以用4个字简单概括，即"通、堵、注、取"。

1.通

通(即管腔成形术)是指对体内各种管腔，如血管、消化管、胆管、气管、输卵管等，因各种原因造成的狭窄、闭塞，进行开通和恢复管腔通畅的技术。目前，管腔成形或再通主要采用球囊扩张和支架置入技术。对血管急性血栓所致狭窄、闭塞则主要采用取栓和溶栓的技术。管腔成形术除了对体内已有管腔的狭窄和闭塞进行再通外，为了达到某些临床治疗目的，也可对原本没有管腔的部位进行开通、造瘘。例如，为了缓解门静脉高压，经体循环的肝静脉直接穿刺至门静脉分支，建立分流通道的技术等。

2.堵

与通相反，堵(即栓塞术)是指对体内各种异常管腔(如破裂的血管、动脉瘤、肿瘤血管、食管气管瘘等)实施封堵、闭塞的技术。临床上各种出血的首选治疗就是栓塞，在血管造影诊断的同时进行有效治疗。

3.注

注(即注射技术)是指将各种药物直接注入体内血管、肿瘤等病变组织的技术。除传统的药物注射,近年广泛开展的经皮消融技术也属该技术的范畴。消融技术是经皮穿刺,将化学的或物理的介质直接送达体内器官组织(主要是肿瘤),对后者进行局部毁损、灭活的技术。目前,应用最多的包括肿瘤射频、微波等热消融和氩氮刀冷消融技术。

4.取

取(即经皮活检、引流和异物取出术)是指经皮获取活体组织进行诊断,经皮对体内异常积液、积脓引流,以及对病变和异物经皮取出的技术。

四、介入放射学的设备与器材

(一)影像监视设备

1.血管造影机

血管造影机是介入放射学工作中最为主要和最为常用的影像设备。几乎所有血管介入放射学、非血管管腔成形术和大部分经皮穿刺引流、异物取出均是在血管造影机上完成的。血管造影机技术进步迅猛,在实时监视、图像参照、路径指导等多方面设计上都更加符合治疗的需要。但血管造影机需要使用对比剂,对术者和患者的X线放射损伤是其不可避免的缺点。

2.超声

超声主要作为引导穿刺的定位手段。超声波诊断仪具有使用方便和实时显像的特点。目前主要用于引导血管的穿刺、异常积液或脓肿的穿刺引流、腹部实质性脏器和体表病变的穿刺定位。但超声检查受到气体和骨骼的影响较大,不适合肺、肝脏紧贴膈下的部位等。

3.CT

影像对比分辨率高,靶病灶或组织显示清楚,尤其是CT透视更加为介入放射学的开展提供了便利条件。但是由于CT机价格较超声昂贵,CT操作费时又有较大的X线损伤,所以临床使用不及超声普遍。CT主要用于颅内出血穿刺减压治疗、肺内病变的穿刺活检、骨骼病变的穿刺活检、消融治疗等。

4.磁共振

随着开放型磁共振(MR)和MR实时监控技术的发展,MR介入技术也在逐渐开展。但目前 MR 设备更加昂贵,受到专用无磁性介入放射学器材市场限制(价格高、货源少),尚未在临床上得到广泛使用,仅在少数医院开展,前景仍不乐观。

(二)使用器材

介入操作或诊疗技术所涉及的器材种类繁多。在此针对常用的器材进行介绍。

1.穿刺针

介入放射学技术的特征之一是微创,绝大部分操作不再使用手术刀切开进入体内,而代之以经皮的细针穿刺。通过穿刺针与体内的靶组织或器官建立通道,完成各种诊断和治疗操作。穿刺针根据完成的目的和经皮穿刺的部位不同,其粗细、长短和结构又各有不同。临床应用的各种不同的穿刺针有数十种,甚至上百种之多。

2.导管

导管是介入放射学,尤其是血管介入操作的主要器材之一。根据使用目的可分为造影导管、指引导管、球囊扩张导管、引流导管等。相对穿刺针而言,导管的构造、种类就更加复杂和繁多。

3.导丝

导丝是引入导管、支架等多种器材进入体内目标部位,也是开通狭窄或闭塞血管等管腔的主要工具。导丝的粗细和长短,内部构造和表面涂层,以及导丝的软硬程度各不相同。

4.导管鞘

导管鞘是为了避免导管等器材反复出入组织或管壁对局部造成损伤,是在血管腔内进行介入操作时使用的一种器材。它由带反流阀的外鞘和能够通过导丝的配套扩张器组成。

5.支架

支架用于支撑狭窄管腔以达到恢复和维持管腔通畅的功能。目前,临床常用的是金属支架,可用于血管系统和非血管系统管腔狭窄的治疗或建立新的通道。

6.其他

除上述基本器材,介入放射学技术还涉及很多特殊器材,如用于防止下肢静脉血栓脱落造成肺梗死的下腔静脉滤器,用于取异物或结石的网篮导管,用于肿瘤消融治疗的射频、微波、冷冻等器材,用于治疗血栓的旋切导管等。随着介入放射学和医疗器械工业的发展,将不断出现新的器材,并在临床上得到应用和推广。

五、肿瘤介入学的应用

介入放射学技术的临床应用可以概括为以下 3 个方面。①血管介入放射学又称为腔内血管治疗学或腔内血管外科学。对血管本身狭窄闭塞病变,采用管腔成形与支架置入技术恢复血管管腔通畅;对血管出血性病变(如血管畸形、动静脉瘘、动脉瘤和各种原因造成的出血)采用栓塞技术治疗等。②非血管介入放射学包括利用管腔成形与支架技术治疗各种原因造成的非血管管腔狭窄,如消化管、气管、胆管等的狭窄闭塞;利用穿刺、引流术治疗囊肿、脓肿、血肿、积液、梗阻性黄疸、肾盂积水等。③肿瘤介入放射学通过血管途径进行化学治疗(简称"化疗")、栓塞和药物灌注,如肝动脉化疗栓塞治疗肝细胞癌等;利用经皮穿刺术对肿瘤实施物理和化学的消融治疗,如射频消融、冷冻消融、乙醇消融等。肿瘤介入治疗是介入放射学最主要的组成部分,在我国开展最为广泛,分类如下。

(一)恶性肿瘤血管介入治疗

1. 经导管动脉栓塞术

经导管动脉栓塞术(TAE)是运用栓塞材料将肿瘤供血血管部分或完全阻塞,从而使肿瘤细胞缺血、坏死,达到治疗的目的,主要用于不适合给予化疗药物的实体肿瘤的介入治疗。TAE 在肝癌、肾癌、胰腺癌、肺癌、宫颈癌等恶性肿瘤的姑息性治疗,以及肿瘤大出血的止血治疗中均发挥着重要作用。同时可用于肿瘤的术前栓塞及术中保护性栓塞。临床上常用的栓塞材料有吸收性明胶海绵颗粒、弹簧圈、聚乙烯醇颗粒、碘油、微球、氰基丙烯酸正丁酯等。TAE 术中应综合考虑肿瘤血供、血管解剖、造影结果等以便合理选择栓塞材料。

2. 动脉灌注化疗

动脉灌注化疗是通过皮下置入动脉泵或者直接经导管将化疗药物注入肿瘤的供血动脉,以提高药物在肿瘤内的浓度,从而获得更好的肿瘤反应,同时降低化疗药物在体循环中的浓度,减少对其他脏器的毒副作用。动脉灌注化疗最早用于结直肠癌肝转移患者的治疗,在甲状腺癌、舌癌、牙龈癌、子宫颈癌、卵巢癌、支气管肺癌、上颌窦癌、结直肠癌、食管癌等恶性肿瘤的治疗中均有较好的疗效,尤其适用于不宜手术的肝、肺、胃、肾恶性肿瘤。肿瘤动脉灌注化疗结合有效的抗癌药可明显提高疗效,延长生存时间。

3.经导管动脉栓塞化疗

经导管动脉栓塞化疗(TACE)在将化疗药物注入肿瘤供血动脉的同时,运用栓塞材料阻断供血血流,从而提高局部药物浓度,延长药物与肿瘤接触的时间。TACE是中晚期不可切除肝细胞癌的首选治疗方式。载药微球作为一种新型栓塞材料,可负载阿霉素、多柔比星、伊立替康等抗肿瘤药物,近年来逐渐应用于肝细胞癌TACE术中。常用的载药微球包括DC-Beads、HepaSphere、LCbead、Tandem及国产的Calli-Sphere等。关于载药微球TACE与传统TACE的比较,现有研究结论尚不一致。有荟萃分析指出载药微球TACE治疗肝细胞癌的完全缓解率、总体有效率、无复发生存期、患者总体生存率与生存期均优于传统TACE。另有荟萃分析显示两者之间疗效并无显著差异,目前较为肯定的是,载药微球TACE疗效不劣于传统TACE,而载药微球TACE的肝胆系统并发症及不良反应更少。载药微球TACE是否能真正带来临床获益,尚需要大样本多中心前瞻性随机对照试验提供高级别循证医学证据。

(二)恶性肿瘤非血管介入治疗

1.消融治疗

临床常用的消融治疗主要有物理消融和化学消融。微波消融术属于肿瘤介入治疗中效果确切的微创治疗,可以治疗恶性结节。微波的原理是使肿瘤内部水分子发生变化,利用微波消融针刺入病变部位,通过热能对其持续加热,使肿瘤细胞达到80℃左右,时间根据肿瘤的大小决定,一般为3~5min,在该位置产生高温,破坏病灶,肿瘤细胞就会因为蛋白质变性而发生凝固性坏死,以此达到消除肿瘤的目的。肿瘤微创消融治疗技术具有微创、消融范围广、安全性高、消融效率较高、恢复快等优势。

射频消融是现阶段应用最为广泛的肿瘤消融方案,基本原理与微波消融术相似。但该疗法是用电极针刺入病变部位,通过射频消融电极产生射频电流发射射频波,从而达到加热的效果。与微波消融相比,射频消融的功率较小,故而对于同等大小的肿瘤,射频消融的治疗时间较长,具有微创术的优点。在肺癌、肝细胞癌、肾癌等肿瘤治疗中均有较好的临床疗效,不适合空腔脏器肿瘤。

化学消融是通过穿刺针向肿瘤内部注射无水乙醇、稀盐酸复方消融合剂、冰醋酸、乙酸等化学药物,使肿瘤细胞脱水固定,蛋白凝固变性,从而加速肿瘤的坏死进程,灭活癌细胞,消融癌组织。有研究将化学消融用于肝细胞癌治疗中,1月后肿瘤消融,部分形成空腔,8年无复发,具有显著的疗效。但消融的体积较小,适用范围具有一定的局限性。

不可逆电穿孔是一种新型非热消融技术,通过破坏肿瘤细胞膜的完整性,改变细胞内环境稳态,诱导肿瘤细胞死亡,不产生热沉效应,能够保护肿瘤周围的重要结构,并且能够刺激机体免疫应答。现已应用于肝脏、胰腺、肾脏、前列腺等部位实体肿瘤的治疗。然而,消融不彻底及术中引起肌肉收缩的问题导致其必须在全身麻醉下完成手术,这在一定程度上限制了不可逆电穿孔技术的推广。

HIFU 是利用超声波束具有方向性、可聚焦性、穿透性等物理特性,将体外高强度的超声波通过聚焦换能器聚焦于体内的病变组织,导致靶组织蛋白质变性发生不可逆的凝固性坏死,而靶区以外组织极少或无明显损伤,从而达到无创治疗的目的。目前,已应用于肝细胞癌、乳腺癌、胰腺癌、前列腺癌、肾癌等恶性肿瘤的治疗,但不适用于含气空腔脏器及中枢系统的肿瘤。暂时性发热、局部疼痛及皮肤灼伤是 HIFU 最常见的并发症。目前,HIFU 的定位匹配、无损测温、实时监控成像及评价技术还需进一步解决和标准化。

2.近距离放射治疗

近距离放射治疗是将放射性物质置于身体内的一种近距离、低剂量、持续性放射治疗(简称"化疗")的方式。目前,国际上批准的可用于肿瘤局部治疗的放射性物质有放射性微球(如90Y)、^{125}I粒子、放射性碘油等。动脉导管放疗栓塞术是指经动脉导管选择性地向肿瘤供血动脉注入载有放射性核素 90Y 的栓塞材料,引起肿瘤坏死。90Y 是一种纯 β 辐射的短半衰期放射性物质。由于肿瘤内部血流是周围肝实质血流的数倍,因此相对于外照射而言,放疗栓塞术增加了局部病灶的放射剂量,同时又减少了放射性肝炎等并发症的发生。Thera Sphere bead(MDS Nordion,Ottawa,Canada)在 1999 年获美国食品药品监督管理局(FDA)批准上市,用于伴有门脉癌栓肝细胞癌患者的辅助治疗或肝移植前桥接治疗。SIR-Spheres(Sirtex Medical,Lane Cove,Australia)联合氟尿苷用于治疗结肠癌肝转移瘤。多项研究已证实了动脉导管放疗栓塞术在无手术切除指征的肝细胞癌和结肠癌肝转移瘤患者中的安全性及有效性。动脉导管放疗栓塞术可用于 TACE 治疗后继续进展的肝细胞癌患者和门静脉受侵犯的晚期患者。^{125}I粒子置入术是在影像设备引导下,将带有放射性的^{125}I粒子置入肿瘤的组织间、瘤床或淋巴的引流区域,从而达到治疗的目的。已逐渐用于治疗肝细胞癌、肺癌、前列腺癌、头颈部恶性肿瘤、颅内恶性肿瘤等实体恶性肿瘤,其疗效尚可,但部分地区存在适应证把握不严、操作技术不规范等诸多问题。

(三)恶性肿瘤并发症的介入治疗

1.经皮经肝穿刺胆汁引流术与经皮胆道支架置入术

经皮经肝穿刺胆汁引流术首次应用于1974年,随后逐渐成为恶性梗阻性黄疸常用的一种治疗手段。该技术操作成功率高,但存在出血、胆漏、感染及引流管堵塞和脱落的风险,同时外接引流袋会对患者的生活造成不便,影响患者的生活质量,且无法延长患者的生存期。经皮胆道支架置入术通过在胆道梗阻部位放置支架实现胆汁内引流从而缓解黄疸症状,现已广泛应用于恶性梗阻性黄疸的治疗。

2.上腔静脉血管内支架置入术

上腔静脉内或腔外的恶性肿瘤阻塞或压迫可引起上腔静脉压迫综合征。肺癌是上腔静脉压迫综合征的主要病因。传统的治疗方法有放疗、化疗,但存在起效慢、疗效不确切等问题,外科手术因其创伤大、难度高,临床上已很少采用。上腔静脉血管内支架置入术具有即时缓解、操作简单、创伤小、并发症少等特点,已成为上腔静脉压迫综合征的重要治疗方法。研究表明,上腔静脉血管内支架置入术后上腔静脉压迫综合征缓解率达68%~100%。

3.腔静脉滤器

恶性肿瘤患者深静脉血栓形成率高,肺栓塞风险大。有抗凝治疗禁忌证或充分抗凝后再次发生肺栓塞的患者可进行腔静脉滤器置入术。腔静脉滤器在一定程度上可以避免短期内肺动脉栓塞的发生,腔静脉滤器长期不取出可导致滤器置入、下腔静脉阻塞等并发症。腔静脉滤器的种类很多,现阶段仍然缺乏不同滤器之间的前瞻性直接比较研究,没有高质量证据表明某种滤器的效果能够明显优于其他滤器。目前,仍需要开展更多不同种类腔静脉滤器优劣的前瞻性研究,以及开发新的可回收滤器,才能使滤器的应用更加科学和规范。

4.经颈静脉肝内门体分流术

经颈静脉肝内门体分流术通过在肝静脉和门静脉之间置入金属支架形成肝内门体分流通道,是一种公认的能够有效降低门静脉高压的治疗方法。其适应证包括食管胃底静脉曲张破裂出血、门静脉高压性胃病、顽固性腹水、肝性胸腔积液、布加综合征等。Wallace等报道了38例肝恶性肿瘤患者接受了经颈静脉肝内门体分流术治疗,其成功率为97%,75%的患者胸腹水消失或病情明显好转,5%的患者发生再出血。经颈静脉肝内门体分流术支架内组织增生引起的分流道狭窄或阻塞是常见的术后并发症。自2016年10月,经颈静脉肝内门体分流术专用覆膜支架在我国上市以来,该技术分流的远期通畅率大大提高,使其在肝细胞癌门静脉高压治疗方面具有广阔的发展前景。

5.经皮穿刺椎体成形术

经皮穿刺椎体成形术是在CT引导下经皮穿刺椎体病灶,注射适量骨水泥,增加病损椎体的强度和稳定性,防止椎体进一步塌陷或破坏,同时消除或缓解疼痛的一种微创介入治疗技术。该技术缓解疼痛的机制包括通过骨水泥聚合热效应毁损痛觉神经末梢,阻断肿瘤供血,热损伤肿瘤组织等。该方法缓解疼痛的有效率可达67%~100%。

6.神经毁损阻滞术

癌性疼痛是晚期肿瘤患者最常见且最难处理的症状之一,严重影响患者的生活质量。神经毁损阻滞术是在影像设备的引导下,经皮穿刺后注射神经阻滞剂或神经毁损药物,或者进行射频消融,对神经节进行破坏,达到治疗各种神经病理性疼痛的目的。神经毁损阻滞术具有定位准确、毁损程度可控、安全性高的特点,可使大部分患者达到有效止痛的效果,但对肿瘤本身无治疗作用。

7.血管内异物捕捞

对于置入中心静脉导管断裂、血管介入术中弹簧圈等手术材料脱落等情况,可采用血管内异物捕捞装置安全简便地取出异物。目前临床上有多种捕捞装置可供选择。

(四)肿瘤诊疗辅助技术

1.经皮穿刺活检术

经皮穿刺活检是指在影像设备的引导下定位,患者经局部麻醉,通过细针刺入病灶部位,抽取细胞或组织,放入福尔马林内固定,进行病理学检查,从而获得病理类型诊断,以便于明确癌症的细胞学分型、分化程度、分子靶向治疗的敏感程度等信息,是当前肿瘤诊断的标准术式。Wallace等报道,肺部恶性肿瘤活检的准确率为90%~98%,气胸是肺肿物活检的主要并发症,其发生率为10%~50%;纵隔肿物的活检阳性率为72%,并发症发生率为9%;对肝脏、胰腺、肾脏、肾上腺、脾脏、卵巢等组织肿物活检的准确率为90%;骨肿物活检的准确率为80%;经皮穿刺活检术的总并发症发生率为0.16%;穿刺路径恶性肿瘤细胞种植的发生率为0.05%。

2.肺小结节定位

CT影像中类似磨玻璃影的微小结节在以往的影像上难以发现。肺部小结节肺癌需要精准定位才能做到无误切除,常用的定位方法包括CT引导下置入定位钢针、注射染料等示踪剂,以及电磁导航支气管镜定位等方法,各有特点。CT引导下线圈定位是术前通过CT定位将一枚约3mm的金属弹簧圈通过术前的穿刺针输送到肺内病灶结节旁,使得术中更加容易被手指感知。CT引导下定位针穿刺定位带钩钢丝,其主要依赖定位针前端的倒钩结构钩住病灶旁的肺组织予以定位,术中既可视,也可触摸。少数医者出现定位针脱落,但仍可在胸腔镜下观察到穿刺部位小血肿后行准确定位,并成功切除。相关研究证实,利用CT引导对肺小结节穿刺活检安全有效,可减少肺楔形切除范围,缩短手术时间。

3.门静脉栓塞术

部分肝细胞癌患者由于肝脏剩余体积太小而无法耐受肝叶切除术。门静脉栓塞术通过栓塞患侧门静脉分支使同侧肝叶萎缩,对侧肝细胞代偿性增生,诱导肝脏剩余体积增加,从而扩大肝细胞癌肝切除手术的适应证,提高了手术的安全性。门静脉栓塞术在很多肝病治疗中已被视为外科术前的常规治疗手段。

4.输液港置入术

输液港置入术可为长期、间断输液的患者提供安全、可靠的静脉通路。目前,已广泛应用于临床,感染是导致输液港提前取出的首要原因,其发生率为3%~10%。

六、肿瘤介入学的优势

介入放射学区别于传统以药物为主的内科治疗或以常规外科手术为主的外科治疗的最大特点是定向性好、针对性强和治疗机制独特,其具体优点包括以下几个方面。

(一)微创

通过经皮穿刺即可取得肿瘤组织进行细胞学、病理学诊断并可进行各种消融治疗。通过生理性腔道即可将导管或支架等送入胆道、食管、泌尿生殖道等完成因肿瘤所引起的腔道狭窄的开通性治疗。通过血管穿刺可进行全身脏器选择性或超选择性血管插管,完成多种肿瘤及肿瘤相关病变的诊断和治疗。

(二)定位准确,疗效明确

由于所有操作均在医学影像设备精确导向下进行,使介入器械或注药导管能准确到达肿瘤部位,进行特定的诊断和治疗,取得了许多过去难以达到的诊断与治疗效果。例如,对中晚期原发性肝细胞癌等的治疗,介入治疗的疗效优于传统治疗。而对于肝细胞癌的治疗,介入治疗的疗效完全可以和传统手术治疗相媲美;对于肿瘤性出血,通过对出血血管的栓塞,即刻便可显示疗效,达到止血的目的;肿瘤所致的管腔狭窄,一旦完成支架置入,管腔复通,与肿瘤有关的梗阻症状会迅速解除。

(三)重复性好

肿瘤的生物学行为决定了目前恶性肿瘤的治疗往往需要多次反复治疗或多学科综合治疗,介入治疗因其微创性、副作用小和并发症少的特点可对肿瘤组织进行多次或多种方法的治疗。

(四)副作用小,并发症少

由于介入治疗是在影像引导下进行的,以局部治疗为主的微创性治疗,因此,无论是经动脉灌注化疗或者栓塞治疗,还是消融治疗及管腔开通性治疗等造成的并发症发生率和对全身的影响都比内科治疗和外科治疗低。

近年来,恶性肿瘤介入治疗在基础和临床研究方面均取得了长足进步。各种新型材料、新设备及技术不断涌现,为恶性肿瘤的介入治疗注入了持久、蓬勃的活力。然而,部分介入诊疗技术仍需要高质量的循证医学证据来验证其疗效。恶性肿瘤的治疗越来越强调多学科综合治疗,临床医生在实践中应注重把握整体性思维及联合治疗模式,根据肿瘤的分期及患者的耐受程度,综合应用多种治疗手段,如TACE联合消融或放化疗、不同消融技术联合运用、消融联合放化疗及介入治疗与靶向药物间的联合等,个体化地选择最合理且有效的治疗方案。临床上多种影像检查设备的联合应用也提高了介入诊疗的安全性和准确性。同时,对恶性肿瘤的系统治疗进行分层优化,注重肿瘤并发症的治疗,最大限度地提高患者的生活质量,积极开展基础研究和转化医学研究,以及研发具有自主知识产权的介入材料、设备等,都将是未来恶性肿瘤介入治疗研究的重点和热点。

(李家平　黄坤)

第4节　肿瘤介入学的新兴技术

随着经皮治疗和经血管治疗肿瘤的新兴概念和方法的陆续出现,肿瘤介入学成了一个快速发展的领域,无论是针对原发灶还是转移灶,它都提供了微创的治疗手段。虽然肿瘤介入的治疗已经十分成熟,但还有很多新的方法有待进一步探索,下文为目前肿瘤介入学中较有前景的新技术。

一、介入引导系统

介入引导系统(INS)的概念是在操作过程中实时显示各种仪器的空间位置。通常包括将实时的患者位置及包含术前成像数据的仪器数据进行整合。INS被成功地运用于神经外科、耳鼻喉科及整形外科。在肿瘤介入学中,INS被越来越多地应用于患者,使得操作过程中的穿刺针或探针的位置和之前获得的所关注的病灶图像数据保持一致。

通常由CT或MRI得到的术前图像加载到INS的控制单元,目标病变或目标位置被映射到三维坐标中;基准标志或者标准的解剖标志用于注册。这些图像用于制订手术方案,包括确定皮肤表面的手术操作点和路线。在手术过程中,INS的重要任务就是追踪手术器械的三维位置及登记叠加于术前图像的信息。因此,INS的性能取决于稳健的追踪系统。追踪系统必须能够实时追踪手术器械的位置,因为它被用于指导手术。这些系统通常被分为3个主要的部分,即光学、电磁学及磁场梯度的追踪。

光学追踪系统包括两个部分,即位置传感器和追踪标志物。位置传感器发射红外线到包含将被追踪的手术器械的指定容积。追踪标志物定位于器械上,可能由被动或主动标记组成。对于被动标记,反射性的涂料将红外光重新定向到位置传感器。我们可用各种方法,如通过几何三角测量和飞行时间计算出器械的位置。对于主动标记,位置传感器发射红外线,接着引发标志物的激活并发射出红外线。传感器探测到这种信号并且再次计算出器械的位置和方向。信息被传送到主机中,并在其中分析和展示数据。这些信息可能会与那些展示器械与所关注目标的实时关系的术前图像。

尽管处理的速度和精确度有所提升,但是光学探测的主要缺陷是必须维持视线位置传感器和标志物之间的视线。任何对象,包括医生,中断视线将使系统无法工作。此外,器械的任何变形都会降低系统的精确性。使用较长的探针时,重新定位会发生轻微的弯曲,导致反复操作探针的过程中系统精确性下降。

电磁(EM)追踪系统的原理是通过在磁场中检测磁铁探针来定位手术器械。这个系统用电磁场来追踪而不是用光线。器械配有传感线圈,在由EM发生器产生的磁场内移动。根据法拉第电磁感应定律,其会产生电流。用感应电压计算笛卡尔坐标中器械的位置。此时再将信息传送到主机进行分析和数据展示,电磁系统与光学系统相似。EM的优势在于，设备不需要一个直接的视线，传感器可能在患者体内，允许针尖的直接追踪。理论上可能会因细针/探针的弯曲而减少错误。EM追踪系统的一个缺陷是工作空间较小（<1m³）。诸如桌子、X射线源、探测器等物体的金属伪影也是一个问题，但在新兴技术中其影响会变小。

INS已被开发用于多种成像模式。CT由于其高空间分辨率、提供密度和几何形状的定量信息能力，以及广泛的可用性，通常是优先选择的成像模式。无论是跟踪系统、光学或EM系统，目标器官的呼吸运动和变形仍然是问题。通过追踪参照点和应用几何变换的方法可以减少这些不精确之处。

超声成像具有实时、低成本、便携及非电离辐射的优势。可通过将实时的超声图像与目标的虚拟图像重叠来探索光学及EM追踪。

MRI系统包含内置梯度场，可用于实现EM追踪。三对正交线圈位于传感器手柄中，用于检测MRI扫描仪的梯度场。通过比较测量的信号与MRI扫描仪的梯度场存储映射来计算传感器的位置和方向。参考追踪系统的追踪点的位置和方向来规定扫描平面。MRI具有独特的优势，包括极佳的软组织对比度和高度灵活的图像平面控制。自2000年以来，MRI引导系统已经用于肝肿瘤的热消融术。应用以光学或MRI梯度为基础的追踪系统的追踪坐标来收集并覆盖实时MRI扫描。然而，高成本和较大的空间和资源需求是其广泛应用的主要障碍。

我们也可以组合不同的成像模式。术前MRI图像可以通过CT获得。如果需要实时可视化，则可以在进行术中超声的过程中使用来自MRI或CT的术前断层成像。在这些系统中，通过光学或EM方法再次追踪以定位仪器。然后将数据与术前成像融合，以便对照术前确定的靶点实时显示仪器位置。通过利用多种模式可使INS能够利用每种模式的优点，如MRI的软组织对比度与超声的实时反馈。

INS依然是一个非常有意义的领域，技术的进步不断提高其精确性、速度和易用性。这些系统将会在介入放射学中发挥越来越大的作用。

二、免疫栓塞

免疫栓塞是指使用生物反应调节剂或免疫试剂联合栓塞术以增强抗肿瘤反应。它是一种经导管动脉内治疗，在栓塞肝动脉后将免疫制剂注入肝动脉。

免疫检查的基本原理是，尽管巨噬细胞（Kupffer细胞）、抗原呈递细胞（APC）和细胞群体有着部分固有免疫力，但在正常肝脏中免疫反应也是自然抑制的。为避免因持续暴露于来自胃肠道的抗原从而过度活化免疫系统,这种抑制是必要的。

免疫栓塞、轻度栓塞或化疗栓塞最初会导致肿瘤破坏,但也会向局部免疫系统呈递肿瘤抗原。同时,使用生物反应调节剂将会诱导炎症反应,这改善了抗原呈递给局部免疫系统的情况。免疫系统的局部刺激将导致针对抑制未经治疗的肿瘤和循环癌细胞(生长肿瘤细胞)的全身免疫应答的发展。

Kanai 等首先描述了在肝细胞癌患者中使用 OK-432(Picibanil,Chugai Phar-maceutical Co., Ltd.)用于免疫栓塞。OK-432 是通过用青霉素和热处理从化脓性链球菌(A组)制备的冷冻干燥生物制品。自1975年以来,它在日本一直被用作抗癌剂,据报道其可诱导多种细胞因子,包括白细胞介素(IL)-1、IL-2,干扰素(IFN),肿瘤坏死因子(TNF)-α、IL-6、IL-8,粒细胞集落刺激因子(G-CSF),粒细胞-巨噬细胞集落刺激因子(GM-CSF)、IL-12 和 IL-18。最初,手术方案涉及经导管动脉给予 OK-432 化合物,随后用纤维蛋白原、凝血酶和乙碘油栓塞。自从首次应用以来已经报道了很多方案,其核心概念是经导管动脉给予免疫制剂,然后进行栓塞或化疗栓塞。

这种方法一直在尝试着应用于转移性葡萄膜黑色素瘤患者,主要使用 GM-CSF。GM-CSF 是免疫细胞分泌的一种糖蛋白,可以增加骨髓细胞产生,刺激巨噬细胞,通过增加单核细胞的细胞毒性的方法作用于肿瘤细胞系,并促进树突状细胞的成熟。在一项研究中,39例患者中有34例转移性葡萄膜黑色素瘤患者。在第1期实验时,我们证明了动脉内注射混合了碘乙醇的 GM-CSF 是安全的。这34例患者的黑色素瘤是不能切除的。患者每4周进行一次肝动脉栓塞,都是在注入吸收性明胶海绵后再注入混合碘乙醇的 GM-CSF,并且每次的用量都是逐渐增加的。胸部/腹部/骨盆 CT 和肝脏MRI 使用实体瘤反应评估标准(RECIST)进行结果评估及临床评估。2例患者完全应答,8例患者部分应答,10例患者病情稳定。完全或部分应答者的中位生存期为33.7个月,而稳定或疾病进展患者的中位生存期为12.4个月。

接受高剂量治疗的患者无进展生存期(PFS)有所延长,为12.4个月,而接受低剂量免疫栓塞的患者为5.6个月(高剂量≥1500μg,低剂量≥1000μg,$P<0.05$)。这表明免疫栓塞可能诱导黑色素瘤细胞的全身免疫应答。

随访期间,6例患者接受了肝外转移瘤切除术,病理显示有免疫反应的迹象。2例显示 CD4+ 和 CD8+T 细胞和树突状细胞浸润,1例显示单核细胞浸润伴肿瘤坏死。在接受2000μg GM-CSF 给药的10例患者中,只有1例3级毒性(肝功能检查无症状升高)和1例4级毒性(使用麻醉药引起的呼吸抑制)。

随后进行的一项随机双盲 2 期临床研究中，纳入转移性葡萄膜黑色素瘤患者 52 例，随机接受乙碘油和吸收性明胶海绵栓塞，分别使用或不使用 2000μg GM-CSF。两组均证明有诱导的细胞因子产生，但在接受免疫栓塞的患者中更为突出。免疫栓塞组中肿瘤体积占比 20%~50% 的患者生存期为 18.2 个月。相比之下，轻度栓塞组的患者的生存期为 16 个月（$P=0.047$）。免疫栓塞和轻度栓塞均具有良好的耐受性和低毒性。

三、经皮肝动脉灌注的饱和化疗

经皮肝动脉灌注的饱和化疗（CS-PHP）是一种微创局部治疗。其目标是实现肝脏的大剂量化疗，同时通过体外过滤肝静脉血来预防对身体剩余部分的毒性。分离肝脏灌注的概念包括将回流到肝的静脉血转移到体外循环。治疗制剂通过静脉给药输注到肝内起作用，并且肝静脉回流经过灌注回路，然后血液回流至动脉。因此，治疗制剂在循环周期内连续作用于肝脏，通常持续 1 小时。在此期间，还需要通过静脉-静脉旁路使下半身的静脉回流通过心脏。

手术文献中首先描述了涉及肝脏灌注分离的方法，并包括广泛的操作。解剖并暴露了肝血管系统，夹紧下腔静脉（IVC）位于肝脏的部分并直接插管来为循环提供静脉回流。直接插管至胃十二指肠动脉，钳夹肝动脉以确保动脉血流分流到肝脏。暴露右侧隐静脉并插管，以通过直接插管的方式为下肢提供至左腋静脉的静脉回流。

经皮肝灌注是一种较新的方法，它使用双球囊导管经皮置入 IVC，以达到分流肝静脉血的目的。然后，经股动脉直接将大剂量的化疗药物经皮导入肝动脉。双球囊导管中的网状部分允许离体肝脏血流在颈内静脉经皮通路返回体循环之前在体外过滤。

在黑色素瘤的肝转移患者中正在进行的临床试验，已经使得 CS-PHP 商业化（Hepatic CHEMOSA Delivery System，Delcath Systems Inc.）发展。选择化疗药物美法仑用于临床试验，因为即便高剂量给药也不会引起明显的肝毒性。以前这种技术也应用于分离肝灌注的手术，可用来治疗几种原发性肿瘤，如黑色素瘤、肝细胞癌、结直肠癌及神经内分泌肿瘤。一期研究通过 CS-PHP 确定了美法仑（3mg/kg）的最大耐受剂量。总应答率（完全和部分应答）为 30%，转移性眼黑色素瘤患者的应答率为 50%。与之相比，三期的多中心随机试验的 CS-PHP 美法仑的无进展生存期为 8 个月，单纯的肝脏转移性眼或皮肤黑色素瘤患者的最佳替代治疗的无进展生存期为 1.6 个月（*P*

<0.0001）；两者的总体无进展生存期分别为6.7个月和1.6个月（P<0.0001）。

在转移性黑色素瘤或肝脏肉瘤患者的单中心实验中，Forster等报道了90%的患者如果以肿瘤的体积来评估治疗效果，均属病情稳定或部分应答。在随访期间，10例患者中有6例死于其各自的疾病，从其诊断为肝转移开始计算，其中位生存期为12.6个月。在随访结束时，尚有4例患者存活，有一例经历了5.5个月的肝无进展生存期，另一例为4.5个月。这个结果有力地印证了黑色素瘤协作研究（CMOS）小组的报告，发现黑色素瘤转移病例中从转移瘤确诊到死亡的中位时间<6个月。

CS-PHP概念并不规定具体的化疗药物，需要根据各种肿瘤类型进行临床试验来确定各种因素，如化疗选择、剂量、循环时间等。

四、溶瘤病毒

溶瘤病毒指的是改良后用于治疗靶肿瘤的病毒，是最常用于肿瘤基因治疗的病毒载体，来自腺病毒、腺病毒相关病毒和反转录病毒。目前，已经发现了几种方法可以呈现特定包装细胞系以外的这些病毒复制缺陷，从而降低了患者病毒复制或细胞转化的毒性风险。这些复制缺陷病毒历来被当作转染基因的载体加以研究。然而，由病毒复制引起的直接细胞病变效应本身就是一种有效的肿瘤破坏机制（病毒溶瘤作用）。这种效应会通过再感染细胞溶解肿瘤细胞释放的子代病毒得到加强。这种增殖方式可能成为肿瘤治疗的新方式。

单纯疱疹病毒1（HSV-1）作为溶瘤病毒，其安全性和有效性已经在几项临床试验中得到验证。HSV-1是一种有衣壳和包膜的双链DNA病毒，其广泛存在并可以通过黏膜直接接触传播。在美国，HSV-1的感染很常见，据报道感染率达到66%~84%。通常情况下，女性比男性感染率更高，且随年龄增长而升高，在世界发达地区感染率最低。HSV-1经皮肤或者黏膜感染通常是通过感觉神经传输到三叉神经节，可以终身潜伏发病。神经节神经元激活可能发生和终止（如冷疱疹），病毒散布在口腔或三叉神经上皮细胞分布区。

HSV-1具有多种特性，这些特性使它适合病毒溶瘤细胞的疗法。它不整合到细胞的基因组，其强大的转基因可达到50kb，一些HSV-1突变体的特点是优先在肿瘤细胞中复制而不是在正常细胞中复制。HSV-1抗体的存在并不减弱其溶瘤细胞的功效。尽管HSV-1流行率较高，它却很少导致严重的疾病，而且有效的抗病毒药物可以终止不必要的病毒复制。

有几种复制缺陷的HSV-1变异突变体已经建立并研究。它们的作用机制类似，在正常细胞中的复制明显减弱，而在肿瘤细胞中的复制却异常活跃。G207、NV1020、rRp450和HSV1716菌株的研究已经完成。相对于野生型HSV-1，这些突变体都是减毒的。

G207是由Medigene公司研制的HSV-1突变体，这个突变体的y134.5基因位点被敲除，UL39（编码ICP6）被嵌入的β-半乳糖苷酶基因灭活。G207的安全性已经在脑肿瘤项目的一期试验中得到验证。尽管部分对象发生了不良事件，但是并没有毒性事件或者严重不良事件明确归因于G207。本项研究中纳入了血清阳性和阴性的病例为对照组，对于G207的不良反应方面，两组数据并没有显著差异。

NV1020是一个HSV-1突变体的内部重复域（联合区域），其被删除，取而代之的是HSV-2基因组片段。关于NV1020的一项10分钟肝动脉灌注的非盲剂量递增的一期研究已经完成。发生不良事件的严重程度为轻度至中度，且具有自限性。仅有3例患者发生的3起严重不良事件（1例血清谷氨酰转肽酶短时升高，1例腹泻，1例白细胞增多）被认为可能与NV1020有关。研究中没有死亡病例，也没有传播疱疹感染的证据。

有一项多中心的1/2期研究评估重复剂量的NV1020应用于晚期转移性结直肠癌（mCRC）患者的安全性、药物动力学和抗肿瘤作用。以肝脏病灶为主的mCRC患者接受了固定4周的动脉内NV1020剂量，接着进行了两个或以上疗程的常规化疗。所有患者在接受最低剂量NV1020（$3×10^6$pfu）后，转移灶稳定的NV1020进展。接受$1×10^7$pfu的剂量后，1例患者（共3例）表现为部分稳定。接受$3×10^7$pfu和$1×10^8$pfu的剂量时，分别有$31×10^8$例（共4例）和3例（共3例）患者表现为病灶稳定（SD）。1例患者在接受最大剂量后，盆腔局部复发灶和肺部转移灶表现为完全缓解。在接受最优生物剂量的NV1020后，11例患者（50%，共22例）最初表现为SD。

OncoVEXGM-CSF是一种表达GM-CSF的HSV-1变异体，在一项纳入30例患者的一期临床试验中，瘤内注射了这种变异体。13例患者为单剂量组，17例患者为多剂量组。合格标准分别包括血清反应阴性和血清反应阳性的患者。在单剂量组患者中，HSV-血清阴性的患者较阳性患者更容易发生1度发热、相关的全身症状、局部炎症、局部接种部位红斑及皮肤黑色素瘤。

在一项关于OncoVEXGM-CSF瘤内注射的二期研究中，纳入患者为ⅢC或者Ⅳ期黑色素瘤患者。这些患者接受初始剂量（注射到1~10个肿瘤）的治疗后，间隔3周，然后继续1周2次的注射,总共注射24次。血清反应阳性和阴性的患者均被纳入这项研究,两类患者的有效率相似。按照RECIST标准,总有效率为26%(完全缓解反应,n=8;部分反应,n=5),1年总生存率为58%,2年总生存率为52%。

动脉腔内的病毒溶瘤法有望成为原发性肝癌和转移性肝癌的一种新治疗手段。了解病毒溶瘤治疗的背景和发展,对其未来的应用非常重要。

介入肿瘤学已经成为肿瘤治疗重要的组成部分。无论是作为独立治疗方法还是作为综合治疗方案的一部分,介入肿瘤学不但被广为接受和应用,而且在本章中还讨论了很多前沿进展。介入肿瘤学专家们有这样一个绝好的机会去帮助发展这些新的技术,使医学界能够将介入肿瘤学纳入标准的临床实践中。新的治疗方法层出不穷,不太可能提供正在进行的所有研究的方法。本章内容主要介绍一些介入肿瘤学领域的新兴技术。介入肿瘤学的飞速发展会面临当下的很多挑战,但是正是这种发展使介入肿瘤学成为今天卫生保健方面最有活力的领域。

(李家平　吴艳琴)

第5节　人工智能在肿瘤介入诊疗中的应用与展望

机器学习可从临床资料、成像数据中提取有意义的特征,甚至破译出那些本来超出人类认知的东西。因此,人工智能有可能彻底改变医疗保健系统和世界各地医生的临床实践。肿瘤介入学也受益于人工智能的进步,人工智能在肿瘤介入医学中的潜在应用不仅限于计算机视觉和诊断的范围,还能用于对患者的筛选和建模,治疗计划的制订,可作为导航工具及培训工具,包括组织活检、化疗栓塞、经皮消融等技术均可借助人工智能实现更高效、更微创的操作。利用人工智能可以帮助确定肿瘤基因组图谱、肿瘤分期、提供治疗选择并影响结果。对于肿瘤介入学,机器学习可以增强诊断能力,帮助预测肿瘤反应,并提高术中执行能力。

一、人工智能在辅助介入诊疗工作流程中的应用

人工智能能直接优化介入科医生的日常工作,通过智能排班和患者选择,事先确

定高风险的患者,并采取措施避免风险,同时减少错过治疗的可能性。人工智能算法可以从现有的患者记录中生成相关摘要,包括患者问题清单、临床笔记、实验室数据、病理报告、生命体征、先前的治疗和先前的成像报告,总结归纳后给诊疗医生提供最相关的背景信息及诊断和治疗的参考。还有一些用于患者安全筛查或报告的智能算法,这些算法有可能在放射科实践中得到应用。此外,AR 或 VR 可以通过展示血管造影室的模拟体验来提高患者的依从性,让患者更平静地到达现场,等待时也可清楚地了解手术过程的基本情况。依托大数据平台,机器学习算法可以实现患者的随访跟踪,实时评估患者的病情变化。

二、人工智能在肿瘤诊断中的作用

人工智能已被用作癌症筛查的工具,协助放射科医生。人工智能辅助最为成功的应用是在乳腺癌的筛查与诊断中。有研究评估了人工智能用于 1100 多名参与者乳腺癌 X 线片的诊断,这些参与者包括 44 个国家的 126 个团队,其模型 AUC 最大可达 0.903,与放射科医生的经验相结合可明显提升诊断准确性。将临床数据与图像分析相结合可以提高对癌症风险的评估。另有研究将人工智能辅助乳腺 X 线片图像信息与临床数据分析相结合,大大提高了诊断效能。人工智能亦可用于其他肿瘤,可用于区分侵袭性较低和侵袭性较高的前列腺癌疑似病例,其效能优于放射科医生。对于发病率较少的肿瘤使用人工智能辅助诊断虽然会有所限制,但仍可作为研究进行尝试。研究人员在数据有限的情况下,在 23 个胰腺肿瘤上实施了 GAN 来训练他们的机器学习系统,GAN 可以与 CNN 相结合,开发更复杂的机器学习算法,用于解决各种疾病数据有限的问题。

三、人工智能在介入术前评估中的应用

为有效提高肿瘤治疗的标准化和同质化程度,同时降低对医生经验的依赖,借助于当今蓬勃发展的人工智能和医学影像技术势在必行。在血管造影室等手术室环境中进行术前评估时,评估解剖结构及其病理生理学变化至关重要。在这方面,AR 或 VR 可起到至关重要的作用。通过先进的三维渲染和空间成像操作,AR 和 VR 允许操作者将困难的解剖结构概念化,增加手术程序规划的真实性(与标准的二维图像相比),并在以前的模拟环境中提高程序技能,同时不会升高患者的手术风险。这对肿瘤介入医生具有很高的价值,如对动脉走行进行评估,预测导管、鞘管的正确输送和

放置路径,智能筛选适合的栓塞微球、支架等。此外,可借助人工智能算法从CT图像或与MRI数据结合生成虚拟血管造影或"血管镜",这是肿瘤介入科医生执行血管介入的重要手术计划工具。

对于非血管介入治疗,借助人工智能技术辅助,以实现治疗的标准化和同质化,提升微创介入治疗的智能化水平,更好地推动其普及应用。在术前依据患者影像构建组织器官的三维模型以定位靶区,精心设计个性化方案,规划可确保实施的"介入穿刺针道"。根据消融靶区的精确定位和精确治疗规划制定严格依赖于肿瘤位置的准确标记和周围组织器官(危及器官)的三维模型。基于多模态影像大数据和深度学习的方法为组织器官自动识别和分割技术奠定了基础,目前基于CNN的组织器官分割方法已经可以实现肿瘤靶区及多器官的自动分割,分割精度DICE系数在0.85以上。辅以人工的极少量修改,就可以得到患者的肿瘤和危及器官的精确三维模型,为后续的治疗计划设计和疗效评估奠定基础。另外,微创介入涉及的胸腹部治疗部位,伴随着由呼吸引发的组织器官运动和形变,容易造成穿刺结果的偏差,从而影响疗效。结合患者的四维CT影像,构建患者的肿瘤、组织器官运动及形变预测模型。借助于术中实时的单幅X射线二维影像(C形臂采集的影像),通过深度学习网络可以重建出当前时刻的三维CT影像,从而实现肿瘤三维空间位置实时定位,以及组织器官形变预测。

微创介入治疗计划设计包括针道和消融场设计两大部分,由于需要规划多个穿刺针道和多个驻留点位才能达到消融场和肿瘤体积精确适形的目标,计划设计严重依赖于医生的临床经验。以放射性粒子植入放射肿瘤消融为例,采用等活度粒子时,需要依据肿瘤的特点规划处方剂量、粒子的活度、粒子数量、可进行的多个穿刺针道、粒子驻留点位等参数,以实现95%的处方剂量场包容肿瘤体积的目标,同时满足肿瘤内部的最大剂量不高于300%处方剂量的约束。依据患者的肿瘤和组织器官三维结构模型,通过智能化方法逆向优化设计消融治疗计划是实现标准化和同质化的关键。针对头颈部粒子植入肿瘤消融,在给定处方剂量唯一约束条件的情况下,研究穿刺针道和粒子布源一体化逆向优化设计方法,能够得到与有经验临床医生设计计划相当的治疗计划,这验证了智能化治疗计划逆向设计的可行性,为进一步研究针对身体其他部位的逆向计划设计方法奠定了坚实基础。

四、人工智能在介入术操作中的应用

肿瘤介入治疗的关键是准确地靶向肿瘤病变,无论是活检针、消融针或者是化疗栓塞剂(图1-2)。人工智能的辅助可有效提升肿瘤介入操作的准确性和安全性。对

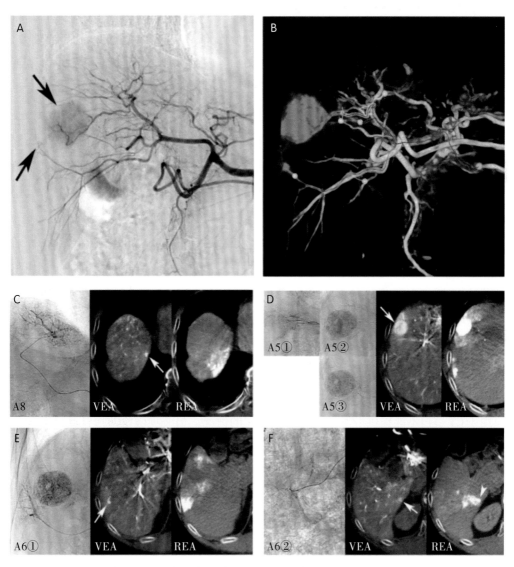

图1-2 人工智能辅助肝细胞癌化疗栓塞。(A)肝总动脉造影显示2个肿瘤(箭头);(B)肝动脉造影期间的CBCT4个肿瘤病变由6条血管供应,通过虚拟实质灌注软件确定每个肿瘤供血动脉的最佳微导管超选位置;(C~F)根据识别的供血动脉及最佳导管位置,分别栓塞各肿瘤病灶(Hepatol Res. 2021 Mar;51(3):313-322. doi: 10.1111/hepr.13611.)。

于血管性介入治疗,人工智能可辅助自动识别肿瘤血供,有助于术前规划手术超选路径及术中实时导航,并能针对导管位置模拟管头远端的灌注面积,以评估对肿瘤的栓塞范围及对周围肝组织的影像,从而指导确定微导管超选的最佳位置。对于非血管介入,准确有效的针头放置对经皮介入手术的成功至关重要,如果能够准确定位针头,则可以改进针头的放置。一项研究是应用神经网络模型创建了一个更复杂、更自动的针头定位系统,用于MRI引导的经会阴前列腺活检,将针尖端偏差、轴平面偏差、轨迹和角度偏差进行比较,该研究在临床环境中展示了机器学习在MRI辅助下改善针头靶向定位的应用。另一研究是使用机器学习算法改善超声引导的针头插入。当前的超声波存在许多障碍,包括刁钻角度的低检测、插入深度、反射信号损失和针头可见性,该研究试图用机器学习来解决这些问题,以改进超声图像分析和反馈。与之前提到的研究不同,这项研究在对医学图像进行测试之前,使用非医学图像来训练数据,这提高了准确性和精度,但训练时间更长。此外,在术中CT影像中穿刺针金属伪影的消除等方面均可以借助于深度学习的图像处理方法来实现。

将术前CT、MR、超声成像与术中实时透视或CT图像同步,可以更精确地指导活检和局部图像引导治疗,促进手术中问题的解决。活检或消融的肿瘤靶向通常使用超声或CT平扫图像来完成,这些成像模式对病变可视化提出了挑战,而病变可视化通常是在增强CT或增强MRI等高质量诊断成像工具上最初识别和表征的。改进术中病变检测的一种技术是将术中图像与术前增强扫描图像配准和融合。机器学习可用于改进配准和融合过程,又研究开发了一种能够进行多层CT肝脏分割算法,与之前的几个模型相比,他们的机器学习系统在肝脏分割方面更快、更准确,该系统与融合成像应用于CT平扫不能提供肝脏结构高度可视化的情况。另一项随机对照试验中比较了融合CT/MRI、三维超声(3DUS)与对比增强超声(CEUS)在导航介入治疗中的效能,该研究招募了374例患者,共456例肝细胞癌肿瘤,单独使用CT/MR-EUS、3DUS-CEUS和CEUS的技术导航成功率分别为99.3%、100%和100%。在治疗后1年和2年,CT/MR-CEUS导航治疗的局部肿瘤进展分别为3.4%和12%,3DUS-CEUS导航为4.8%和9.0%,单独CEUS导航为8.6%和19.9%。

影像引导的精准微创介入治疗的一项特殊要求就是需要借助术前影像制订治疗计划、术中影像评估、优化治疗实施、术后影像验证治疗结果,涉及术前、术中、术后影像的配准融合问题。不同于多模态影像配准,在三维空间,术前、术中、术后CT影像不仅存在形变和运动,而且存在穿刺针、滞留药物的干扰,显著增加了配准的难度。以粒子植入肿瘤消融为例,如图1-3所示,术中影像中有穿刺针和粒子,术后影像中有粒子,同时存在金属伪影的干扰,传统迭代图像配准方法难以胜任。基于深度学习的配准方法,可以避免传统迭代图像配准方法、配准时间长且容易陷入局部极值的缺点,有望解决术前、术中、术后CT影像的配准融合问题。

五、人工智能在预测肿瘤介入治疗反应中的作用

肿瘤介入学面临的最艰巨的挑战之一,是确定一种准确的方法来预测特定患者的特定治疗的成功率,并提前估计或预测治疗的结果和效益。人工智能已被广泛用于肿瘤治疗效果的评估。例如,机器学习算法可用于中晚期肝细胞癌化疗栓塞治疗效果的预测。有研究开发了一种机器学习算法,使用治疗前CT图像结合临床资料来预测TACE的反应,该研究纳入105例接受TACE一线治疗的患者,提取CT图像的纹理特征(包括形状、一阶结构、灰度共生矩阵、灰度大小区域矩阵和灰度游程长度矩阵),将巴塞罗那分期与图像特征相结合构建预测模型,其准确率较单纯使用巴塞罗那分期明显提高。另一研究使用机器学习预测肾上腺转移瘤消融术后,局部肿瘤进展和患者总生存率,该研究从治疗前CT图像中提取了32个特征,并将其与临床数据(包括年龄、性别、大小、消融方式等)相结合,构建的模型预测局部肿瘤反应和总生存率的准确性为0.93、0.95,而仅用临床数据的预测值分别为0.52、0.68。

人工智能技术的发展促进影像组学的形成及发展,影像组学使用计算机方法提

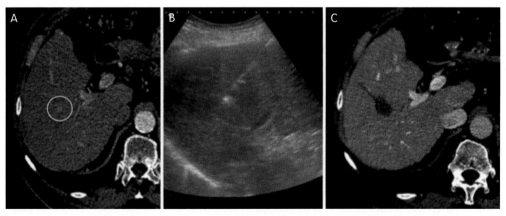

图1-3　CT及超声图像融合技术辅助肝细胞癌消融治疗。(A)CECT扫描正确描绘了V肝段水平的12mm肝细胞癌肝结节,常规超声无法清楚地看到结节;(B)使用融合引导,将RFA针插入目标病灶;(C)30天随访CECT显示目标结节完全消融的结果(Med Oncol. 2020 May 18; 37(6):55.)。

取肉眼不可见的医学图像特征,包括直方图、纹理、小波、拉普拉斯变换和其他特征,这些特征提供了大量信息,可以被分析并与临床信息相结合,以优化预测肿瘤治疗反应模型的效能。有研究人员应用影像组学肿瘤分析,来评估肝细胞癌术前微血管侵犯。术前微血管侵犯的确定仍然是决定采用何种治疗策略的重要参考因素。目前,确定这一点的唯一方法是通过术后组织学。该项研究招募了160例患者,使用Gd-EOB-DTPA增强磁共振图像从肿瘤和肿瘤周围区域图像中总共提取了1044个特征(包括灰度直方图和变换矩阵、波长和滤波器)用于构建预测模型,结果优于具有17年以上经验的腹部放射科医生的判断。

影像基因组学在肿瘤介入治疗中的应用价值也在被研究者不断探索。2007年Kuo等选择肝细胞癌介入治疗中最常用的阿霉素进行研究,发现肿瘤边缘等相关影像学特征不仅与血管侵犯及肿瘤分期密切相关,还与多柔吡星抵抗相关基因的表达密切相关,肿瘤边界越不清楚越提示多柔吡星抵抗相关基因的高表达。2021年Boldanova等将临床指标、影像学特征和基因组学数据结合在监督机器学习模型中,开发出一种临床适用的肝细胞癌患者对TACE反应的预测分类器。该研究纳入33个肿瘤样本,研究发现肿瘤区域的影像学特征和FAM111B、HPRT1等基因表达特征能较好地预测TACE的反应,所构建的逻辑回归决策支持模型预测TACE反应的准确率可达90%。

尽管人们对人工智能在放射学专业界的影响表示担忧,但人工智能实际上不是一种威胁,而是一个巨大的机会,正确使用它可以增强诊断和提升介入医学的疗效。现代肿瘤介入科医生需要了解人工智能的基本原则。由于他们具有较高的适应能力和创新能力,他们将继续在医疗实践中发挥重要作用,并在医学数字化和个性化的过程中发挥决定性的作用。在精准医疗的大背景下,人工智能越来越多地参与肿瘤介入诊疗,比如利用影像组学预测肝细胞癌病灶CD8表达水平的高低及肿瘤免疫微环境类型,利用深度学习算法构建病理组织切片预测肝细胞癌免疫、炎症相关基因的表达水平。随着多模态数据的积累及人工智能的快速发展,将来肿瘤介入诊疗将有可能借助人工智能技术,结合基因组学、分子病理学、代谢组学、免疫微环境等多维数据,为医生对患者实施个性化治疗提供更多帮助,开发新的预后生物学标记物。

(李家平　黄坤　唐熠阳　周付根　肖卓等)

参考文献

[1]Ramesh A, Kambhampati C, Monson J, et al. Artificial intelligence in medicine[J]. Ann R Coll Surg Engl. 2004;86(5):334-338.

[2]Kaul V, Enslin S, Gross SA. History of artificial intelligence in medicine[J]. Gastrointestinal Endoscopy. 2020;92(4):807-812.

[3]Deo RC. Machine Learning in Medicine[J]. Circulation. 2015;132(20):1920-1930.

[4]Esteva A, Robicquet A, Ramsundar B, et al. A guide to deep learning in healthcare[J]. Nat Med. 2019;25(1):24-29.

[5]Turing AM. Computing machinery and intelligence[J]. Mind. 1950;59:433-460.

[6]Yu KH, Beam AL, Kohane IS. Artificial intelligence in healthcare. Nat Biomed Eng. 2018;2(10):719-731.

[7]Wang X, Peng Y, Lu L, et al. ChestX-ray8: Hospital-scale Chest X-ray Database and Benchmarks on Weakly-Supervised Classification and Localization of Common Thorax Diseases [J]. In: 2017 IEEE Conference on Computer Vision and Pattern Recognition (CVPR). ; 2017: 3462-3471.

[8]Titano JJ, Badgeley M, Schefflein J, et al. Automated deep-neural-network surveillance of cranial images for acute neurologic events[J]. Nat Med. 2018;24(9):1337-1341.

[9]Coudray N, Ocampo PS, Sakellaropoulos T, et al. Classification and mutation prediction from non-small cell lung cancer histopathology images using deep learning[J]. Nat Med. 2018;24 (10):1559-1567.

[10]Abràmoff MD, Lavin PT, Birch M, et al. Pivotal trial of an autonomous AI-based diagnostic system for detection of diabetic retinopathy in primary care offices[J]. npj Digital Med. 2018;1 (1):39.

[11]Esteva A, Kuprel B, Novoa RA, et al. Dermatologist-level classification of skin cancer with deep neural networks[J]. Nature. 2017; 542(7639):115-118.

[12]Stefano GB. Robotic Surgery: Fast Forward to Telemedicine[J]. Med Sci Monit. 2017;23: 1856-1856.

[13]Tae K. Robotic thyroid surgery[J]. Auris Nasus Larynx. 2021;48(3):331-338.

[14]Stefanelli LV, Mandelaris GA, Franchina A, et al. Accuracy Evaluation of 14 Maxillary Full Arch Implant Treatments Performed with Da Vinci Bridge: A Case Series[J]. Materials. 2020; 13(12):2806.

[15]Winder A, Strauss DC, Jones RL, et al. Robotic surgery for gastric gastrointestinal stromal tumors: A single center case series[J]. J Surg Oncol. 2020;122(4):691-698.

[16]Lenfant L, Wilson CA, Sawczyn G, et al. Single-Port Robot-Assisted Dismembered Pyeloplasty With Mini-Pfannenstiel or Peri-Umbilical Access: Initial Experience in a Single Center [J]. Urology. 2020;143:147-152.

［17］Zuo S, Yang GZ. Endomicroscopy for Computer and Robot Assisted Intervention［J］. IEEE Rev Biomed Eng. 2017;10:12-25.

［18］Russo G, Reche P, Pennisi M, et al. The combination of artificial intelligence and systems biology for intelligent vaccine design［J］. Expert Opinion on Drug Discovery. 2020;15(11): 1267-1281.

［19］Fernández A. Artificial Intelligence Teaches Drugs to Target Proteins by Tackling the Induced Folding Problem［J］. Mol Pharmaceutics. 2020;17(8):2761-2767.

［20］Awad A, Fina F, Goyanes A, et al. 3D printing: Principles and pharmaceutical applications of selective laser sintering［J］. International Journal of Pharmaceutics. 2020;586:119594.

［21］Pandey M, Choudhury H, Fern JLC, et al. 3D printing for oral drug delivery: a new tool to customize drug delivery［J］. Drug Deliv and Transl Res. 2020;10(4):986-1001.

［22］Zhang H tao, Zhang J song, Zhang H hua, et al. Automated detection and quantification of COVID-19 pneumonia: CT imaging analysis by a deep learning-based software［J］. Eur J Nucl Med Mol Imaging. 2020;47(11):2525-2532.

［23］Mohanty S, Harun Ai Rashid M, Mridul M, et al. Application of Artificial Intelligence in COVID-19 drug repurposing［J］. Diabetes & Metabolic Syndrome: Clinical Research & Reviews. 2020;14(5):1027-1031.

［24］Zou J H, Zhang L, Ren Z G, et al. Efficacy and safety of cTACE versus DEB-TACE in patients with hepatocellular carcinoma: a meta-analysis［J］. J Dig Dis, 2016,17(8):510-517.

［25］Chen P, Yuan P, Chen B, et al. Evaluation of drug-eluting beads versus conventional transcatheter arterial chemoembolization in patients with unresectable hepatocellular carcinoma: A systematic review and meta-analysis［J］. Clin Res Hepatol Gastroenterol, 2017,41(1):75-85.

［26］Facciorusso A, Licinio R, Muscatiello N, et al. Transarterial chemoembolization: Evidences from the literature and applications in hepatocellular carcinoma patients［J］. World J Hepatol, 2015,7(16):2009-2019.

［27］Moynagh M R, Dowdy S C, Welch B, et al. Image-guided tumor ablation in gynecologic oncology: Review of interventional oncology techniques and case examples highlighting a collaborative, multidisciplinary program［J］. Gynecol Oncol, 2021,160(3):835-843.

［28］刘元章, 薛超, 李晓祥. 不可逆电穿孔消融在治疗恶性肿瘤中的应用进展［J］. 现代肿瘤医学, 2018,26(04):619-621.

［29］Hochrein J, Bashore T M, O'Laughlin M P, et al. Percutaneous stenting of superior vena cava syndrome: a case report and review of the literature［J］. Am J Med, 1998,104(1):78-84.

［30］Wallace M J, Madoff D C, Ahrar K, et al. Transjugular intrahepatic portosystemic shunts: experience in the oncology setting［J］. Cancer, 2004,101(2):337-345.

［31］Watts N B, Harris S T, Genant H K. Treatment of painful osteoporotic vertebral fractures with percutaneous vertebroplasty or kyphoplasty［J］. Osteoporos Int, 2001,12(6):429-437.

［32］Wallace S, Ajani J A, Charnsangavej C, et al. Carcinoid tumors: imaging procedures and interventional radiology［J］. World J Surg, 1996,20(2):147-156.

［33］翟秀朋. 肿瘤介入治疗研究进展［J］. 中国医疗器械信息, 2020,26(11):35-166.

［34］北京市癌症疼痛护理专家共识(2018版)［J］. 中国疼痛医学杂志, 2018,24(09):641-648.

［35］张广明. 磁共振成像在肾细胞癌中的应用进展［J］. 中国处方药, 2020,18(01):26-27.

［36］Lebeaux D, Fernandez-Hidalgo N, Chauhan A, et al. Management of infections related to totally implantable venous-access ports: challenges and perspectives［J］. Lancet Infect Dis, 2014,14(2):146-159.

［37］Phee S J, Yang K. Interventional navigation systems for treatment of unresectable liver tumor［J］. Med Biol Eng Comput, 2010,48(2):103-111.

［38］Wood B J, Kruecker J, Abi-Jaoudeh N, et al. Navigation systems for ablation［J］. J Vasc Interv Radiol, 2010,21(8 Suppl):S257-S263.

［39］Mirota D J, Ishii M, Hager G D. Vision-based navigation in image-guided interventions ［J］. Annu Rev Biomed Eng, 2011,13:297-319.

［40］Yaniv Z, Wilson E, Lindisch D, et al. Electromagnetic tracking in the clinical environment［J］. Med Phys, 2009,36(3):876-892.

［41］Kurumi Y, Tani T, Naka S, et al. MR-guided microwave ablation for malignancies［J］. Int J Clin Oncol, 2007,12(2):85-93.

［42］Kanai T, Monden M, Sakon M, et al. New development of transarterial immunoembolization (TIE) for therapy of hepatocellular carcinoma with intrahepatic metastases［J］. Cancer Chemother Pharmacol, 1994,33 Suppl:S48-S54.

［43］Ryoma Y, Moriya Y, Okamoto M, et al. Biological effect of OK-432 (picibanil) and possible application to dendritic cell therapy［J］. Anticancer Res, 2004,24(5C):3295-3301.

［44］Yoshida T, Sakon M, Umeshita K, et al. Appraisal of transarterial immunoembolization for hepatocellular carcinoma: a clinicopathologic study［J］. J Clin Gastroenterol, 2001,32(1):59-65.

［45］Alexander H J, Butler C C. Development of isolated hepatic perfusion via the operative and percutaneous techniques for patients with isolated and unresectable liver metastases［J］. Cancer J, 2010,16(2):132-141.

［46］Deneve J L, Choi J, Gonzalez R J, et al. Chemosaturation with percutaneous hepatic perfusion for unresectable isolated hepatic metastases from sarcoma［J］. Cardiovasc Intervent Radiol, 2012,35(6):1480-1487.

［47］Forster M R, Rashid O M, Perez M C, et al. Chemosaturation with percutaneous hepatic perfusion for unresectable metastatic melanoma or sarcoma to the liver: a single institution experience［J］. J Surg Oncol, 2014,109(5):434-439.

［48］Diener-West M, Reynolds S M, Agugliaro D J, et al. Development of metastatic disease after enrollment in the COMS trials for treatment of choroidal melanoma: Collaborative Ocular

Melanoma Study Group Report No. 26[J]. Arch Ophthalmol, 2005,123(12):1639-1643.

[49] Kuruppu D, Tanabe K K. Viral oncolysis by herpes simplex virus and other viruses[J]. Cancer Biol Ther, 2005,4(5):524-531.

[50] Chase M, Chung R Y, Chiocca E A. An oncolytic viral mutant that delivers the CYP2B1 transgene and augments cyclophosphamide chemotherapy[J]. Nat Biotechnol, 1998,16(5):444-448.

[51] Markert J M, Medlock M D, Rabkin S D, et al. Conditionally replicating herpes simplex virus mutant, G207 for the treatment of malignant glioma: results of a phase I trial[J]. Gene Ther, 2000,7(10):867-874.

[52] Kemeny N, Brown K, Covey A, et al. Phase I, open-label, dose-escalating study of a genetically engineered herpes simplex virus, NV1020, in subjects with metastatic colorectal carcinoma to the liver[J]. Hum Gene Ther, 2006,17(12):1214-1224.

[53] Geevarghese S K, Geller D A, de Haan H A, et al. Phase I/II study of oncolytic herpes simplex virus NV1020 in patients with extensively pretreated refractory colorectal cancer metastatic to the liver[J]. Hum Gene Ther, 2010,21(9):1119-1128.

[54] Hu J C, Coffin R S, Davis C J, et al. A phase I study of OncoVEXGM-CSF, a second-generation oncolytic herpes simplex virus expressing granulocyte macrophage colony-stimulating factor[J]. Clin Cancer Res, 2006,12(22):6737-6747.

[55] Senzer N N, Kaufman H L, Amatruda T, et al. Phase II clinical trial of a granulocyte-macrophage colony-stimulating factor-encoding, second-generation oncolytic herpesvirus in patients with unresectable metastatic melanoma[J]. J Clin Oncol, 2009,27(34):5763-5771.

[56] Schaffter T, Buist DSM, Lee CI, et al. Evaluation of Combined Artificial Intelligence and Radiologist Assessment to Interpret Screening Mammograms[J]. JAMA Netw Open. 2020;3(3):e200265.

[57] Moura DC, Guevara López MA. An evaluation of image descriptors combined with clinical data for breast cancer diagnosis[J]. Int J CARS. 2013;8(4):561-574.

[58] Antonelli M, Johnston EW, Dikaios N, et al. Machine learning classifiers can predict Gleason pattern 4 prostate cancer with greater accuracy than experienced radiologists[J]. Eur Radiol. 2019;29(9):4754-4764.

[59] Gao X, Wang X. Performance of deep learning for differentiating pancreatic diseases on contrast-enhanced magnetic resonance imaging: A preliminary study[J]. Diagnostic and Interventional Imaging. 2020;101(2):91-100.

[60] Miyayama S, Yamashiro M, Ikeda R, et al. Usefulness of virtual parenchymal perfusion software visualizing embolized areas to determine optimal catheter position in superselective conventional transarterial chemoembolization for hepatocellular carcinoma[J]. Hepatol Res. 2021 Mar; 51(3):313-322.

[61] Mehrtash A, Ghafoorian M, Pernelle G, et al. Automatic Needle Segmentation and Local-

ization in MRI With 3-D Convolutional Neural Networks: Application to MRI-Targeted Prostate Biopsy[J]. IEEE Trans Med Imaging. 2019;38(4):1026-1036.

[62]Mwikirize C, Nosher JL, Hacihaliloglu I. Convolution neural networks for real-time needle detection and localization in 2D ultrasound[J]. Int J CARS. 2018;13(5):647-657.

[63]Fang X, Xu S, Wood BJ, et al. Deep learning-based liver segmentation for fusion-guided intervention[J]. Int J CARS. 2020;15(6):963-972.

[64]Li K, Su Z, Xu E, et al. Evaluation of the ablation margin of hepatocellular carcinoma using CEUS-CT/MR image fusion in a phantom model and in patients[J]. BMC Cancer. 2017;17(1):61.

[65]Morshid A, Elsayes KM, Khalaf AM, et al. A Machine Learning Model to Predict Hepatocellular Carcinoma Response to Transcatheter Arterial Chemoembolization[J]. Radiology: Artificial Intelligence. 2019;1(5):e180021.

[66]Daye D, Staziaki PV, Furtado VF, et al. CT Texture Analysis and Machine Learning Improve Post-ablation Prognostication in Patients with Adrenal Metastases: A Proof of Concept[J]. Cardiovasc Intervent Radiol. 2019;42(12):1771-1776.

[67]Cucchetti A, Piscaglia F, Grigioni AD, et al. Preoperative prediction of hepatocellular carcinoma tumour grade and micro-vascular invasion by means of artificial neural network: a pilot study[J]. J Hepatol. 2010;52(6):880-888.

[68]Kuo MD, Gollub J, Sirlin CB, et al. Radiogenomic Analysis to Identify Imaging Phenotypes Associated with Drug Response Gene Expression Programs in Hepatocellular Carcinoma[J]. Journal of Vascular and Interventional Radiology. 2007;18(7):821-830.

[69]Boldanova T, Fucile G, Vosshenrich J, et al. Supervised learning based on tumor imaging and biopsy transcriptomics predicts response of hepatocellular carcinoma to transarterial chemoembolization[J]. Cell Rep Med. 2021;2(11):100444.

[70]Sun R, Limkin EJ, Vakalopoulou M, et al. A radiomics approach to assess tumour-infiltrating CD8 cells and response to anti-PD-1 or anti-PD-L1 immunotherapy: an imaging biomarker, retrospective multicohort study[J]. The Lancet Oncology. 2018;19(9):1180-1191.

[71]Zeng Q, Klein C, Caruso S, et al. Artificial intelligence predicts immune and inflammatory gene signatures directly from hepatocellular carcinoma histology[J]. Journal of Hepatology. Published online February 2022:S0168827822000319.

第 2 章

肝细胞癌：
医学影像学与人工智能

第1节　肝细胞癌的影像学表现

一、肝细胞癌的临床特点

肝脏是人体内最大的消化腺。大体上,肝脏呈不规则楔形,可分为上下两面(也称脏面、膈面)和前、后、左、右4缘。肝脏按外形分为左叶、右叶、方叶、尾状叶四个叶。为了满足手术定位的需要,Couinaud根据Glisson系统的分支、分布及肝静脉的走行,将肝脏分为左右半肝、五叶(左外叶、左内叶、尾状叶、右前叶、右后叶)、八段[左外叶上段(Ⅱ段)、左外叶下段(Ⅲ段)、左内叶(Ⅳ段)、尾状叶(Ⅰ段)、右前叶上段(Ⅷ段)、右前叶下段(Ⅴ段)、右后叶上段(Ⅶ段)、右后叶下段(Ⅵ段)],肝脏的区域划分可见图2-1。

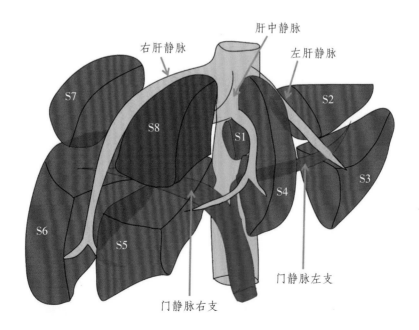

图2-1　肝脏的区域划分。肝脏第二肝门层面的肝左静脉、肝中静脉将肝脏分为S2、S4、S8;肝右静脉、肝中静脉将肝右叶分为S7、S8、S4;下腔静脉内、下腔静脉前方为S1;门静脉右支层面;肝第一肝门下方层面,肝右静脉将右叶分为S5、S6。

肝细胞癌是肝脏最常见的原发恶性肿瘤,好发于30~60岁,男性多于女性。发病机制尚未完全明确,但与某些肝细胞病变有关,如细胞异型增生、大结节肝硬化等,其中高危因素有病毒肝炎(乙型肝炎病毒、丙型肝炎病毒)、肝硬化。此外,黄曲霉菌素、饮水污染、遗传因素等也可能引起肝细胞癌。肝炎、肝硬化背景中的肝细胞癌在发展过程中要经历再生结节(RN)、低级不典型增生结节(DN)、高级不典型增生结节、早期肝细胞癌。根据肿瘤大小和数目,将肝细胞癌分为巨块型(≥5cm)、结节型(3~5cm)和弥漫型。

- 结节型是最常见的类型,约占全部肝细胞癌的1/2~2/3,单个癌结节的直径小于5cm,可再细分为单结节型、多结节型,临床以多结节型多见,通常伴有肝硬化背景。
- 巨块型约占全部肝细胞癌的33%,肿块直径≥5cm。病灶主体多位于肝右叶,常形成巨大肿块,周围多有卫星结节围绕,常合并出血、坏死等继发性改变。一般认为巨块型肝细胞癌也是由多数小的瘤结节不断长大、相互融合而形成的。
- 弥漫型最少见,约占全部肝细胞癌的5%。表现为小癌结节均匀弥漫分布于肝脏,一般伴有肝硬化背景。肝脏显著肿大,重量增加,少数病例肝脏可不肿大。

此外,我国肝细胞癌病理研究协作组于1979年提出了小肝细胞癌的概念,即单个肿瘤结节直径在3cm以下,或癌结节数目不超过2个且直径在3cm以下。约83%的小肝细胞癌合并肝硬化,小肝细胞癌多以单结节性、膨胀性生长为主,与周围肝组织分界清楚,约67%小肝细胞癌有完整的纤维包膜。

二、肝细胞癌的影像学表现

肝细胞癌的影像学表现不仅与肿瘤的病理与血流动力学改变有关,还与周围未受侵犯的肝组织状况有关。肝细胞癌是肝动脉供血的富血供肿瘤,而肝实质仅20%~25%由肝动脉供血,75%~80%由门静脉供血。

(一)数字减影机(DSA)表现

1.动脉期

肝细胞癌血供丰富,肝动脉扩张、变形、移位、扭曲,不透明的肝动脉增多,可见显著不规则血管、管径宽窄不均匀,以及走行迂曲、排列紊乱的肿瘤血管影;并可见动静脉瘘形成,即动脉期可见肝静脉、门静脉提前显影;静脉出现癌栓时,动脉期显示门静脉及肝静脉走行一致的线样影或条纹样影,为癌栓营养动脉(图2-2)。

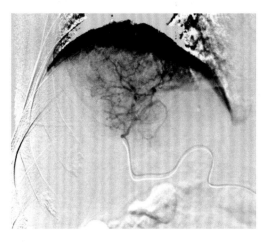

图2-2 DSA动脉期显示病灶供血动脉增多,可见走形迂曲、排列紊乱的肿瘤血管影。

2.毛细血管期

出现肿瘤染色,即瘤内毛细血管充盈增多,常是直径小于3cm肝细胞癌的唯一表现。

3.静脉期

因肿瘤直接浸润或肿瘤栓塞造成静脉阻塞,表现为门静脉及肝静脉内出现充盈缺损。

(二)CT表现

1.平扫

肝细胞癌表现为肝实质内圆形、类圆形或不规则形低密度肿块,也可表现为等密度或混合密度,重度脂肪肝背景下病灶可呈高密度,病灶内密度常不均匀。肿瘤坏死、囊变或脂肪变性使肿瘤内出现更低密度区,合并出血时表现为低密度肿块内出现斑片状高密度区。病灶边界清楚或模糊,瘤周肿瘤包膜见环形更低密度影,称"晕圈征"。此外,大多数肝细胞癌合并肝硬化,表现为肝脏体积缩小、肝裂增宽、肝叶比例失调(肝右叶萎缩,肝左叶及尾状叶代偿性增大)、肝表面及实质内结节样改变、脾大、门静脉高压各种征象、腹水等(图2-3)。

2.CT多期增强扫描

(1)动脉期:肿瘤呈全瘤均匀性或不均匀性强化,强化密度高于同层肝实质、低于同层主动脉。巨块型瘤内或瘤周可见细小、扭曲的肿瘤血管;部分病灶周边见门静脉早期显影。

(2)门脉期和延迟期:肿瘤强化密度低于同层肝实质,也低于同层腹主动脉,强化呈"快进快出"的强化模式。肿瘤包膜组织成分为纤维组织,包膜动脉期强化不明显,

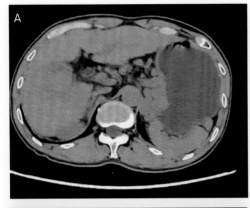

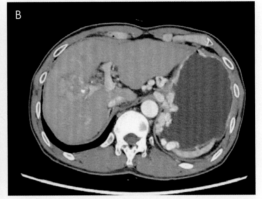

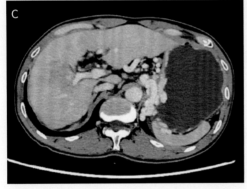

图 2-3 （A）CT 平扫显示肝 S5/S8 类圆形肿块，边界欠清，肝左叶见多发结节状低密度灶；（B）增强扫描动脉期，肿瘤不均匀强化，密度高于周围肝实质，可见肿瘤血管，余肝内结节灶，部分明显强化，部分环形强化；（C）门静脉期肿块及肝内结节强化降低，密度低于肝实质，呈"快进出快出"表现。

门脉期表现为低密度环影或高密度环影（图 2-4）。

3. 肿瘤肝内、肝外转移征象

（1）子灶：肿瘤周围肝实质呈强化模式，出现与肿瘤相同的结节或肿块。

（2）肿瘤侵犯血管：肝细胞癌容易侵犯门静脉及肝静脉，表现为被侵犯血管的不规则变细、中断或不显影；静脉内出现充盈缺损，呈叉状或半月形，称为癌栓，增强扫描动脉期癌栓有轻度不均匀强化；若门静脉主干完全堵塞，在肝门周围出现许多强

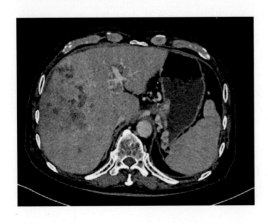

图 2-4　MRI 增强扫描门静脉期，肝右叶可见肝细胞癌，肿瘤子灶侵犯门静脉右支，右支中断，并见充盈缺损。

化、扭曲的细小侧支血管，则形成门静脉海绵样变。

（3）肿瘤侵犯胆管：显示胆管内软组织肿块和肝内胆管扩张。

（4）淋巴结转移：肝门和腹膜后淋巴结增大，以肝门区淋巴结转移较多见。

（三）MRI表现

MRI比CT对肝脏结节或肿块的诊断具有更高的敏感性及特异性，特别是肝硬化背景下各种结节与肝细胞癌的鉴别。

1.MR平扫

（1）T1WI：肿瘤多呈稍低信号，信号不均匀，当瘤内出现斑点状高信号区，代表肿瘤出血或脂肪变性，若瘤内出现更低信号区，代表肿瘤坏死或囊变；部分肝细胞癌在T1WI呈高信号，多见于小肝细胞癌；信号高低与肿瘤的分化程度，瘤内含有的脂肪、铜或糖原，以及周围肝实质含锌有关；肿瘤包膜在T1WI显示清晰，呈低信号（图2-5）。

（2）T2WI：肿瘤一般呈稍高信号，信号不均匀或均匀，不均匀主要与瘤内出血、脂肪变性或囊变坏死有关；瘤灶内小结节被坏死区或薄的隔膜分隔开，形成特征性的"镶嵌征"表现。

2.增强扫描

（1）动脉期：肿瘤呈全瘤均匀性或不均匀性强化，信号高于正常肝实质。

（2）门脉期和实质期：肿瘤强化程度低于正常肝实质，呈"快进快出"的强化模式。MRI亦可清楚显示肿瘤侵犯门静脉、肝静脉、胆管和淋巴结。

3.常见功能成像

（1）磁共振弥散加权成像（DWI）：DWI是MR功能成像方法之一，可以检测活体组织内水分子的微观扩散运动，从微观水平反映组织细胞超微结构变化和生理状态。弥散梯度的程度由梯度脉冲的强度和持续时间，即所谓的梯度因子决定，用b值表示。由于DWI受到微循环及体内生理运动的影响，实际常采用表观弥散系数（ADC）来代替实际弥散常数。病变组织内水分子的扩散程度与细胞增殖、生物膜结构合成、细胞分泌或因细胞坏死释放的一些大分子蛋白质有关，与良性肿瘤相比，肝细胞癌细胞增殖快，细胞密度大，水分子扩散明显受限。在DWI图像上表现为明显高信号，在ADC图像上表现为更低信号，故DWI可用于鉴别良恶性肿瘤。此外，DWI可以较均匀地抑制肝脏背景信号，所以在肝硬化背景的小病灶，更容易发现小肝细胞癌病灶（图2-6）。

（2）灌注加权成像（PWI）：PWI是反映组织的微血管分布和血流灌注情况的MRI检查技术，目前最常用的方法为动态对比增强磁敏感加权灌注MRI。其基本方法是经

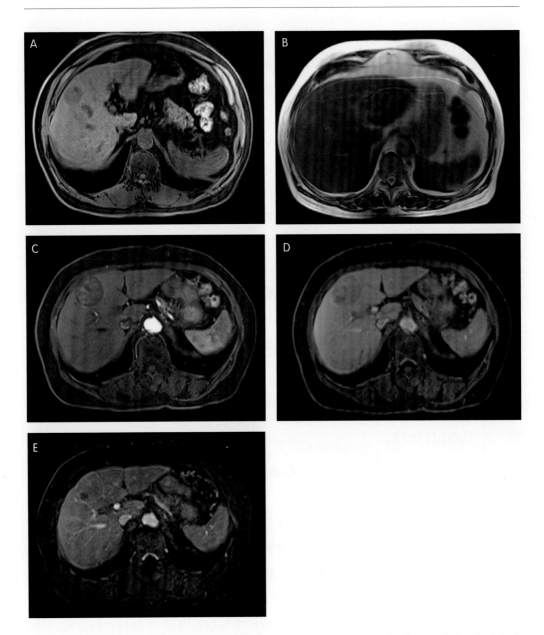

图2-5　肝细胞癌MR平扫的表现。(A)T1WI肝右叶见一类圆形肿块,信号不均匀,内见斑片状低信号;(B)T2WI肿瘤呈高信号,肿瘤包膜呈环形低信号;(C)增强扫描动脉期,肿瘤及瘤旁子灶明显强化,强化信号高于肝实质低于主动脉,包膜仍呈环形低信号;(D)增强扫描门脉期,肿块强化降低,信号低于肝实质,包膜呈高信号环;(E)增强扫描延迟期,肿块强化降低,信号低于肝实质,包膜呈高信号环;(F)肿瘤包膜呈环形高信号。

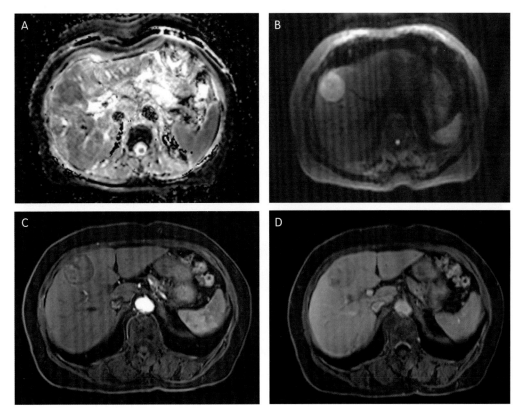

图2-6 肝细胞癌的DWI。(a)DWI肿块呈明显高信号;(b)ADC肿块呈低信号;(c)反相位肿块呈低信号;(d)同相位信号呈稍低信号。

静脉团注顺磁性对比剂后,对比剂首次通过受检组织前后,采用快速扫描序列对选定的层面进行动态扫描,以获得该层面内的每一个像素的时间——信号曲线(TIC)。根据该TIC计算各种相关的灌注参数,如出血流量(BF)、血容量(BV)、对比剂平均通过时间(MTT)、对比剂峰值时间(TTP)、毛细血管通透面积(PS)等参数,以此来评价组织、病变灌注状态的改变。由于肝细胞癌富血供肿瘤的显著特点,病灶早期由毛细血管化的肝窦供血。随着肿瘤的生长,新生血管由肝动脉供血,影像主要表现为肝动脉灌注图像上为高灌注,明显高于周围肝实质,肿瘤出现液化,坏死区无血流灌注。而门静脉灌注图上,病灶内出现程度不同的明显不均匀低灌注,明显低于肝实质,TIC多呈速升速降型。此外,PWI还可以评估肝细胞癌的分化程度,高分化肝细胞癌的BF、BV和PS高于中分化和差分化肝细胞癌。由此可见MR灌注成像能够反映肿瘤内部血管化程度,以此来评价组织器官的灌注状态,间接反映肿瘤组织的微血管分布情况。PWI在小肝细胞癌及HDN的定性诊断方面同样具有一定优势,可以提供比传统图像更准确的肿瘤血供信息,对小肝细胞癌及HDN的诊断及鉴别诊断提供了一种新的较有效的方法。

(3)同反相位成像:同反相位成像也称化学位移成像,是一种能在细胞水平显示同时含有脂肪和水成分的组织和病变的技术。在射频脉冲激发后,脂肪和水横向磁化矢量处于相同的位置,由于水质子进动频率比脂肪质子进动频率快,水分子质子的相位超前于脂肪质子半圈。此时,两种信号相减的差值为反相位,当两质子重叠则为同相位。同时,含有脂肪和水的组织在反相位图像上信号明显衰减,比一般频率选择法抑脂技术还高。对于纯脂肪,反相位成像几乎没有衰减。肝脏比较容易发生脂肪浸润,局灶性病灶出现脂肪的概率较高。但在肝脏有铁沉积的情况下,会由于铁的顺磁性效应,随着回波时间延长,导致T2显著缩短和图像信号显著下降。此外,同反相位成像并不能区分脂质位于细胞内还是细胞外,所以反相位信号衰减并不能说明细胞内含有脂肪。

4.肝细胞特异性对比剂

(1)单核-吞噬细胞系统靶向性对比剂即超顺磁性氧化铁粒子类磁共振对比剂(SPIO)。超顺磁性氧化铁颗粒是一种T2类对比剂,静脉注射后在靶器官引起T2值下降,在T2WI上呈低信号。但某些分化程度较高的肝细胞癌也有Kupffer细胞,也可吞噬SPIO,在T2WI上呈低信号。所以,SPIO在对诊断高分化的肝细胞癌上有一定的局限性。由于SPIO价格昂贵,成像时间长,特异性不高,而且不能反映病灶的血供情况,缺乏病灶血流动力学的信息,目前临床应用比较少。

(2)Gd-EOB-DTPA是一种新型肝细胞特异性MR对比剂,在Gd-DTPA的基础上增加EOB基团,商品名为普美显,目前广泛使用。EOB基团赋予Gd-EOB-DTPA亲水和亲脂双重性能,同时具有非特异性细胞外液对比剂和特异性肝细胞对比剂的特性。灌注相与Gd-DTPA等钆类细胞外液对比剂相似:注入后数分钟以内,Gd-EOB-DTPA即迅速由血管内扩散到血管外间隙,产生与其他细胞外液对比剂相似的增强效果,可分为动脉期和静脉期。在静脉期之后(注射后约10分钟),大约50%的Gd-EOB-DTPA经肾脏逐渐排泄,剩下的50%基本被肝细胞摄取、吸收。Gd-EOB-DTPA给药20min后,肝脏强化达到峰值即肝细胞期。胆管系统的最佳观察时期为给药后40min左右,肝胆系统的高信号持续1小时后逐渐消退,2小时后则相当于平扫水平。Gd-EOB-DTPA除了具有显著的肝细胞特异性对比剂作用外,还具有高胆管排泄率,在了解肝细胞功能状况的同时,对显示肝内外胆道系统的解剖结构、通畅情况等可提供更多信息，在胆管疾病的应用中亦具有明显优势。在这个过程中，灌注相有利于病灶的血研究，而肝胆期成像特点有利于对病灶的细胞水平研究。肝实质和各种病变由于是否摄取Gd-EOB-DTPA及摄取量的不同而呈现不同的变化特点，可以提供丰富的肝细胞功能诊断信息。一般而言，非肝细胞起源的肝脏病变（主要是肝细胞癌、转移瘤、胆管细胞癌、血管瘤、炎性假瘤等）不摄取Gd-EOB-DTPA，在肝细胞期呈低信号；而含有正常肝细胞的病变（DN、RN、FNH、肝细胞腺瘤等）可以摄取Gd-EOB-DTPA，在肝细胞期呈等信号或稍高信号。研究表明，在发现微小子灶方面，Gd-EOB-DTPA增强MR检查比普通的MRI检查有更高的敏感性及特异性，从而为临床制订合理的治疗方案提供了依据。

（四）超声表现

（1）小肝细胞癌多呈均匀低回声。结节型和巨块型回声不均匀，呈高低不等的混杂回声，瘤内可见镶嵌样结构即"瘤中瘤征"，假包膜呈环形低回声，即声晕。静脉内癌栓表现在无回声的血管腔内出现实质性回声物为肿瘤侵犯胆管，显示胆管内癌栓和肝内胆管扩张。

（2）彩色多普勒血流成像显示瘤内的肿瘤血管呈树枝状、提篮状和短棒样。

（3）超声造影肿瘤同样表现为"快进快出"的特点，即动脉期肿瘤迅速增强，静脉期和延迟期瘤内增强回声减退（图2-7）。

（五）核医学成像表现

（1）放射性核素肝胶体显像：肝大常失去正常形态，呈边缘不规则的大块状放射性减低或缺损区。弥漫性肝细胞癌常表现为肝区放射性普遍稀疏，分布不均匀，存在

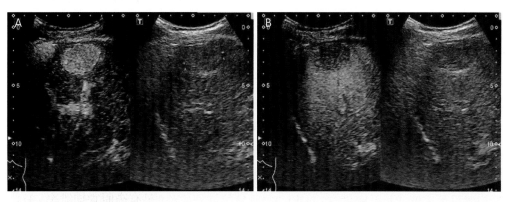

图2-7　肝细胞癌的超声表现。（A）灰阶（右）显示假包膜呈环形低回声，超声造影动脉期（左）肿瘤回声较肝实质迅速增强；（B）超声造影静脉期（左）较肝实质回声减退。

多数散在的斑片状放射性稀疏区域,并出现放射性胶体"迁移"。

(2)肝血流灌注、血池显像:肝胶体显像所示"占位区"在肝血流灌注动脉期血流增加。肝血池显像平衡期肝细胞癌一般可见胶体显像放射性缺损区有放射性物质填充,其放射性近于或等于周围肝组织。

(3)肝胆动态延迟现象:肝实质相初期,病变区域放射性低于正常肝组织,呈放射性降低区域,即"冷区",动态延迟显像,在周围肝组织放射性物质降低区的背景下,病灶呈"热区"表现。

(4)^{67}Ga阳性显像:肝胶体显像放射性减低区或缺损区有^{67}Ga填充,放射性高于周围正常肝组织。

(5)放射免疫显像、^{18}F-FDG显像:病灶区域放射性物质浓聚。

三、肝细胞癌的鉴别诊断

(一)肝硬化背景下RN与DN

RN在T1WI一般呈等信号或稍高信号,T2WI为等信号或稍低信号,部分RN的T1WI、T2WI都表现为低信号,可能与结节内铁质沉积有关,增强扫描一般无强化,或延迟期出现轻度强化。DN在T1WI可为高信号或等信号,T2WI为低信号,少数为等信号,增强扫描动脉期无明显强化,延迟期与肝实质强化一致,少数表现为早期有较明显强化,而延迟期仍保持强化。如果DN在T2WI见到低信号区有高信号结节,出现"结中结"征,增强扫描呈"快进快出"的强化模式,提示结节癌变(图2-8)。

(二)海绵状血管瘤

海绵状血管瘤是肝脏最常见的良性肿瘤,一般边界清晰,呈圆形、不规则形或多边形,无包膜,动态增强扫描动脉期肿瘤边缘或中央呈结节状、棉团状强化,强化程度接近腹主动脉,门脉期、延迟期强化范围增大,呈"快进慢出"。此外,MR平扫血管瘤在T2WI呈明显高信号,呈"灯泡征",也具有一定的鉴别意义。

(三)肝局灶性结节增生

肝局灶性结节增生(FNH)为良性肿瘤样病变,多发生于肝脏的包膜下,无包膜形成。病灶内为正常的肝细胞,可有胆管增生,瘤内较少出现坏死或出血,部分病例中央有纤维瘢痕组织分隔正常肝细胞,瘢痕内可见一条或数条迂曲的血管。FNH在CT平扫时呈等密度或稍低密度,在T1WI、T2WI呈等信号或稍低信号(与周围肝实质较接近),动态增强动脉期全瘤明显均匀强化,强化程度接近腹主动脉,门脉期、延迟期强

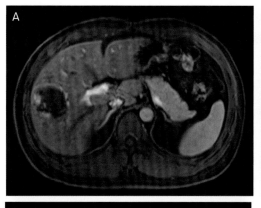
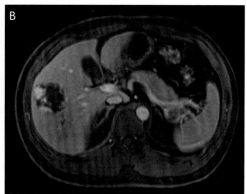
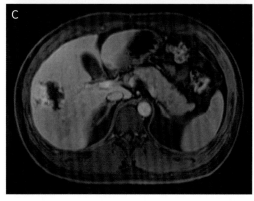

图 2-8　肝硬化背景下 RN 与 DN 的 MRI 增强扫描。(A) MRI 增强扫描动脉期,病灶结节状强化;(B) MRI 增强扫描门脉期肿块强化范围进一步扩大;(C) MRI 增强扫描延迟期,肿块强化范围进一步扩大。

化程度等于或稍高于周围肝实质,少部分稍低于周围肝实质。中央瘢痕在 CT 平扫时密度低于瘤体,在 T2WI 时信号高于周围瘤组织,动脉期无明显强化,随着时间延迟明显强化,呈延迟强化。

(四)肝细胞腺瘤

肝细胞腺瘤(HCA)是一种良性肿瘤,多见于青年女性,与口服避孕药物有一定关系。肝细胞腺瘤多为单发,多数有包膜,AFP 一般阴性,一般无肝硬化的背景。肝细胞腺瘤于增强扫描动脉期一般表现为全瘤均匀强化,强化较明显。在门静脉期或延迟期强化程度稍高于或接近周围肝实质,少部分稍低于周围肝实质。肝细胞腺瘤不侵犯门静脉,无远端转移。

(五)肝脏炎性假瘤

肝脏炎性假瘤(IPT)是肝组织局部慢性炎症引起组织的炎性增生,并形成境界清楚的肿瘤样团块。肿块一般形态不规则,在 CT 平扫时多呈低密度,在 T1WI 时呈低信号,在 T2WI 呈等或稍高信号,边缘清晰或不清晰。由于病灶内不同的病理成分及出现的凝固性坏死,肿块可有多种多样的增强表现,包括边缘环状化,多期扫描无明显强化或延期强化等强化模式。较特征的表现为肿块周围的肝实质动脉期明显强化，于门脉期和延迟期与病灶相比呈等密度或高密度，这是肝脏炎性假瘤诊断的重要征象，提示周围肝实质的炎性反应。

（六）胆管细胞癌

胆管细胞癌（CC）多不伴有肝炎、肝硬化，与肝吸虫、肝内胆管结石、胆管炎、肝内胆管先天畸形有关。胆管细胞癌动态强化特点是"慢进慢出"。胆管细胞癌少数病例动态增强扫描各期均无强化，全肿瘤区表现为低信号或低密度坏死，边缘欠清，其内可见被包埋的强化静脉影。胆管细胞癌多包绕门静脉，很少侵入门静脉内。此外，超过50%周围型胆管细胞癌周围非瘤区肝组织可见局部或弥漫的扩张胆管，扩张胆管内可见结石；或末梢胆管呈杵状扩张的典型华支睾肝吸虫感染征象。肝左叶的胆管细胞癌可伴有肝叶萎缩。部分靠近肝边缘的周围型胆管细胞癌可因肿瘤内纤维收缩而使临近肝缘包膜呈切迹状回缩，腹腔、腹膜出现淋巴结转移，增强扫描呈环形强化。（图2-9）

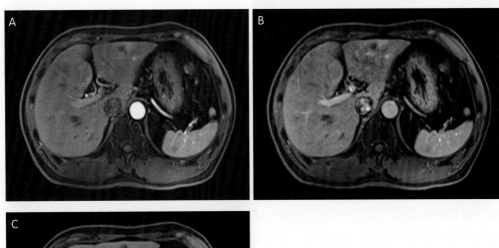

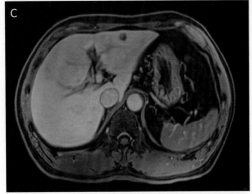

图2-9 胆管细胞癌的MRI增强扫描。（A）MRI增强扫描动脉期，瘤灶边缘部环形不均匀强化；（B）MRI增强扫描门脉期，肿瘤进一步强化；（C）MRI增强扫描延迟期，肿瘤内及周围见扩张的胆管。

(七)肝转移瘤

肝转移瘤多发,多有原发肿瘤病史,多来自胃肠道、胰腺、肺、乳腺、鼻咽等部位。平扫表现为大小不等多发性、结节状低密度病灶,且以病灶内可见中心性圆形或不规则性密度更低区为特征。动态增强扫描动脉期、门脉期肝内多发结节均出现密度高于或低于正常肝的环形强化,门静脉期强化范围无扩大,称为"牛眼征"。部分转移瘤增强扫描均无明显强化。

(冯仕庭　马瑞霞)

第2节　肝细胞癌影像的人工智能技术数据要求与方法

肝脏局灶性病变(FLL)即有对应病理学改变的真病灶,可在影像上通过与背景对比显示肝脏占位性病变,包括肝内单发、孤立的病变,或虽为多发病变,病变本身并不造成肝实质广泛或显著的形态学和病理学异常,但对周围的肝实质、血管、胆管等组织产生推压移位。FLL包括肿瘤、脓肿、寄生虫、囊肿等,不包含肝脏异常灌注区域或伪影。FLL种类多种多样,征象各异,良性与恶性征象常重叠。肝细胞癌是肝脏最常见的原发恶性肿瘤,占原发性肝细胞癌的85%~90%,病死率在消化道肿瘤中名列第三,仅次于食管癌、胃癌。所以,肝脏的影像学检查对肝细胞癌的诊疗至关重要。

随着人工智能技术的发展,肝脏疾病医学影像研究迎来了新的浪潮,其在病灶检出、诊断、鉴别诊断、治疗方式选择、预后评估等方面的作用和价值已经初露锋芒。截至目前,多项研究结果表明,人工智能在肝脏医学影像领域已取得巨大进展。与此同时,国内外肝脏疾病诊疗指南、规范的更新对影像学检查精准的定量和定性评估提出了更高的要求,但同时也给影像科医生的工作带来新的挑战。2020年为促进肝脏人工智能科学研究的发展,提高肝脏疾病精准诊疗能力,中华医学会放射学分会医学影像大数据与人工智能工作委员会腹部学组和磁共振学组联合对肝脏局灶性病变的标注提出初步指导意见,用于肝脏局灶性病变人工智能算法和产品的建立与验证。肝脏局灶性病变CT和MRI标注专家共识(2020)从多个方面阐述了专家组所达成的一致意见,适用于肝脏CT和MRI图像(包含肝胆特异性对比剂钆塞酸二钠增强的图像),目的在于提高肝脏数据标注的质量,推进肝脏局灶性病变人工智能研究的科学、合理、统一的标注规范的建立。肝实质弥漫性改变,如弥漫性异常物质沉积或病变可对肝细胞癌的显像产生影响,如脂肪肝、铁沉积、肝硬化、肝淤血等,上述肝脏弥漫性病变不包含在此次共识讨论范围内。此外,肝细胞癌伴有门静脉、肝静脉或邻近器官侵犯时也不在此篇章讨论范围内。

一、病灶的分类

病灶以大小、成分、形态、边缘为分类依据,区分细化各类型肝细胞癌标注方法及注意事项。

(一)以大小为分类依据

病灶可分为结节和肿块。最大径<20mm的病灶定义为结节,≥20mm的病灶定义为肿块。此外,结节通常可显示清晰的边界,肿块部分边界清晰,部分边界模糊。

(二)以病变成分为分类依据

病灶可分为实性、囊性和囊实性。HCC常见为实性;囊性病变多见于肝囊肿等;黏液性囊性肿瘤,包括胆管囊腺瘤、胆管囊腺癌、肝内胆管黏液性囊性乳头状肿瘤等常表现为囊实性病变。

(三)以病灶形态为分类依据

病灶可分为形态规则和不规则。形态规则病灶多呈圆形、椭圆形,形态不规则病变多呈楔形、分叶状。

(四)以病变边缘为分类依据

病灶可分为边缘清晰和边缘模糊。肝细胞癌等恶性病变常呈边缘模糊,而良性病变如炎症、水肿、囊肿则边缘清晰与模糊均可见。

二、标注类型

由于不同的研究目的,根据不同的人工智能算法训练数据的精确度要求,医学影像的标注可分为粗略标注和精细标注。

(一)粗略标注

粗略标注常用于对病灶边界标注要求较低的任务(如目标选取),无须精细分割病灶,仅需在病灶位置用限位框框出病灶,确保病灶被包含在内即可(图2-10)。

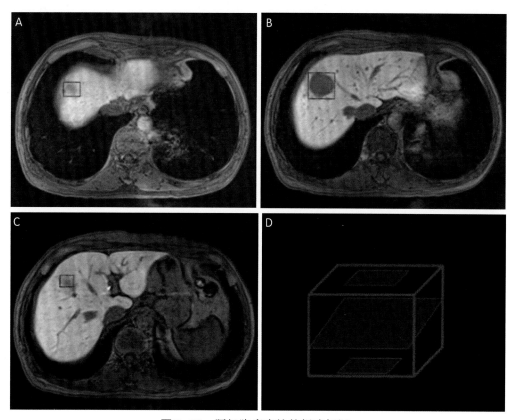

图2-10 肝细胞癌病灶的粗略标记。

（二）精细标注

精细标注常用于病灶边界标注要求较高的任务（如影像自动分割提取模型训练等），需沿病灶边缘进行勾勒，精细标注有助于提高后续训练模型的准确性，早日实现自动化精准分割的目标。精细标注的常见方法有手动标注、半自动标注和全自动标注。手动标注即以医生的诊断经验及解剖知识为基础对病灶进行定位及分割，半自动标注、全自动标注均以此为金标准，但手动标注个体差异大，对标注医生有较高的要求。此外，根据研究目的，可对病灶进行内缩和（或）外扩等特殊形式的标注。

三、标注原则

由于不规则形态病灶标注难度较大，故针对不同的边缘特点需确定不同的标注方法。标注医生需基于解剖及影像诊断知识，通过各期相图像确认病灶数量、位置、形态、大小、边界等，综合评估病灶性质，并评估病灶边缘与周围血管、胆管及其他组织的关系。

(一)边缘清晰病灶的标注

确认病灶及邻近结构关系后,使用标注软件的边缘描绘工具,沿边界轮廓进行逐层勾画,也可直接使用标注工具进行逐层填充。如果病灶与周围组织对比明显,也可尝试利用半自动的标注方法,并结合手动边缘调整,达到最佳标注效果。

(二)边缘模糊病灶的标注

先寻找边缘显示相对清晰的期相进行辅助判断,以便对边缘模糊的期相进行判断和标注。建议将确定病变区域包含在标注范围内,亦可尝试利用软件中的阈值设定法寻找病灶边缘。对于边缘模糊的数据,也可结合初步训练好的分割算法模型进行半自动标注。

四、影响标注的征象

目前,影响标注结果的影像学征象主要包括动脉期强化、廓清和包膜。

(一)动脉期强化

动脉期病变整体或部分强化程度高于肝实质背景,可分为环形强化、非环形强化、周围不连续结节样强化。

1.环形强化

病灶边缘连续强化,呈完整或不完整的环形,需注意剔除血管包绕、异常灌注等出现类似环形强化的表现。

2.非环形强化

病灶非周边强化,可均匀强化或不均匀强化。若病灶表现为弥漫性均匀或不均匀强化,但边缘清晰,可参考上文"边缘清晰"病灶的标注原则;若病灶表现为其他强化形式,根据病灶强化后与周围肝实质对比度,参考上文"边缘清晰"和"边缘模糊"的标注原则。对于特殊形状的强化病灶,注意根据病灶的实际形状和范围进行勾画。

3.周围不连续结节样强化

动脉期病变周围呈结节样强化,随强化时间延长,强化面积增加,强化区密度或者信号类似于血池。因病灶通常表现为边缘模糊,参考上文"边缘模糊"病灶标注原则。多个不连续的结节样强化,需先确认各个结节是否为独立病灶,若为独立病灶则需分别标注。

(二)廓清

廓清指动脉期强化后,随强化时间延长,对比于背景肝实质,强化后病变出现整体或部分的强化程度降低。根据强化降低的形态不同,可分为周边廓清和非周边廓清。

1.周边廓清

随强化时间延长病灶周边强化减低,依据病灶周围强化降低后与周围肝实质对比度,病灶可能表现为边缘清晰或边缘模糊,分别参考上文"边缘清晰"或"边缘模糊"病灶标注原则。如果无法区分病灶是周边廓清或无廓清,则将该征象归类为无廓清,可参考动脉期强化分类进行标注。

2.非周边廓清

随强化时间延长病灶内部出现全部或部分强化降低,病灶强化降低可呈弥漫均匀、弥漫不均匀、散在斑片状或斑点状等。无论非周边廓清表现为何种形式,标注时需注意该征象对边缘的改变,分别参考上文"边缘清晰"或"边缘模糊"病灶标注原则。

(三)包膜

包膜是指在门静脉期或延迟期(移行期),环绕病灶大部分或全部的光滑、均匀、边缘锐利的环形结构,为病灶周围较厚的纤维、受压的肝窦等组织成分。根据增强后强化是否,可分为强化包膜和非强化包膜。

1.强化包膜

表现为门静脉期或延迟期(移行期)病灶周围边缘清晰的环形强化,若包膜在单一期相出现强化,其他期相表现为非强化,仍判定为强化包膜。病灶可表现为边缘清晰或边缘模糊,标注时请分别参考上文"边缘清晰"或"边缘模糊"病灶标注原则。

2.非强化包膜

表现为门静脉期、延迟期(移行期)、肝胆特异期病灶周围可见包膜,但增强后包膜无强化环。非强化包膜病灶通常表现为"边缘清晰",故请参考上文"边缘清晰"病灶标注原则,但需将未强化的包膜标注入病灶中。肝胆特异期亦可见非强化包膜,标注肝胆特异期时需关注该征象。

五、标注要求

研究设计方案获得伦理委员会批准,充分保障患者及数据安全性;根据研究方案建立纳入标准和排除标准,纳入符合要求的患者数据、详细记录数据来源、设备型号、图像层厚、对比剂种类、扫描视野、矩阵等参数。标注平台除满足阅片功能,满足标注任务的类型及要求,实现不同的标注流程的需求;标注数据质量进行规范、严格把控;根据医生的统一要求对接受培训及考核后知晓标注规范的要求,熟练掌握标注工具的操作。

六、推荐标注流程

标注流程需按照不同的标注任务和需求来制订,基本原则为科学、合理、可信。

七、病灶CT图像标注

(一)扫描规范

肝脏CT相关准备及扫描技术详见2016年《中华放射学杂志》发表的《CT检查技术专家共识》,该文章由中华医学会影像技术分会和中华医学会放射学分会联合撰写。

(二)图像标注方法

1.标注期相的选择

标注前浏览所有期相图像,确认病灶数量、大小、形态、位置、边界等。根据不同的研究方案和目的,选择所需标注的期相。建议选取病灶轮廓显示最清楚的期相首先标注。如各期相配准效果好,可考虑复制感兴趣区(ROI)至其他序列。

2.标注视野

标注前先整体观察病灶范围,调整标注视野,使病灶轮廓及周围一定范围内背景显示清晰。如病变位于肝内,视野应包括周围胆管、血管在内的部分肝背景;如病变位于肝被膜下、紧邻其他脏器,需包含部分肝背景及周围脏器。

3.窗宽、窗位的选择

同时针对不同病灶类型调整合适的CT窗宽、窗位。

八、病灶MRI图像标注

(一)扫描规范

肝脏MRI检查前准备及扫描技术详见2016年《中华放射学杂志》发表的《MRI检查技术专家共识》,该文章由中华医学会影像技术分会和中华医学会放射学分会联合撰写。

(二)标注方法

1.序列选择

参考标注原则并根据不同临床应用场景进行序列选择。肝细胞癌建议标注T2WI、动脉期、门静脉期或延迟期、扩散加权成像(DWI)序列。

2.标注视野和窗宽、窗位选择

标注视野调整可参考CT图像标注方法。

3.DWI序列标注

DWI序列中病灶可表现为等信号、稍高信号或高信号,扩散受限程度越大则病灶信号越高。肝细胞癌在DWI序列常呈高信号,与周围肝背景分界清晰,可沿病灶轮廓直接进行勾画;若病灶在DWI序列呈等信号或稍高信号,与周围肝背景分界不清,可参考MRI增强序列进行病灶轮廓标注。

4.定量序列标注

如T1 mapping、T2WI等,根据不同的研究目的选择性纳入定量序列。由于病灶在这些序列上常与周围背景对比度相对较低,可能会出现边界模糊的情况,建议先在显示边界清晰的常规序列上标注病灶区域,再拷贝ROI至此序列。

5.移行期和肝脏特异期

移行期和肝脏特异期(HBP)是MRI肝胆特异性对比剂钆塞酸二钠检查的特殊期相。肝细胞癌的假包膜于门静脉期、移行期呈环形强化信号带,应注意对假包膜延迟强化征象的标注。因HBP可显示FLL是否包含肝细胞成分,通常与肝脏背景有较清晰边界。建议在HBP标注时同时结合横断面和冠状面图像,确定病灶起止层面。

九、标注注意事项

- 充分的肝脏解剖学知识及肝脏疾病影像学征象的认知是标注的基础。
- 明确对"边界模糊""廓清""包膜"等定义的理解,从而提高标注数据的质量。
- 因密度或者信号与周围肝背景差异不大,致病灶边界模糊时,会出现边界不易区分,建议和审核医生或仲裁医生讨论后再进行标注。
- 病灶与周围血管、胆管、背景肝的关系需要通过勾勒的边缘准确体现。
- 始末两层病灶即将消失时不要遗漏,建议利用三维视图整体把握病灶位置及边缘信息,检查标注是否有遗漏。

●测量病灶大小时,需注意以下要点:选择没有解剖结构变形并肿瘤边缘锐利的期相;考虑病灶不规则性生长,建议结合横断面和冠状面图像观察,选择最大径层面测量;测量范围包含"包膜";如果其他期相显示清楚,避免在动脉期测量。

目前,初步尝试建立FLL的CT、MRI和MRI肝胆特异性对比剂图像标注专家共识,以提高肝脏数据标注的质量,促进肝脏局灶性病变人工智能规范化研究的发展,进而辅助放射科医生、人工智能算法团队等相关人员构建肝脏人工智能算法模型。

(冯仕庭　马瑞霞)

第3节　人工智能在肝细胞癌微血管侵犯预测中的应用

一、微血管侵犯定义及临床意义

微血管侵犯(MVI),也称微血管癌栓,是指在肿瘤旁肝组织中,肉眼未见肿瘤侵犯血管,但在显微镜下于内皮细胞衬覆的血管腔内见到癌细胞巢团,多见于门静脉小分支内(包括肿瘤包膜内血管),亦见于肝静脉分支,偶见于肝动脉小分支(图2-11)。肝

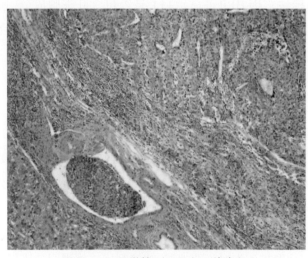

图2-11　显微镜下MVI(HE染色)。

切除术后的肝细胞癌患者中,有22.3%~74.4%存在MVI。在肝移植术后的患者中,15.0%~57.1%的患者存在MVI。MVI不仅被认为是影响肝细胞癌患者术后肿瘤复发和预后的重要危险因素,也影响着治疗决策。对于有MVI的肝细胞癌患者,解剖性切除相对于非解剖性切除,局部复发率更低,宽切缘的肝切除效果优于窄切缘的肝切除术。

目前,MVI的诊断是通过切除后的组织学评估来确定的,但术前准确地预测MVI的存在,对患者治疗方案的选择,如是否需要扩大切除范围等来降低复发率尤为重要。

二、人工智能在MVI预测中的应用

近年来,人工智能在影像学中的应用越来越广泛,涵盖了病灶检测、病灶分类、病理诊断、疗效预测等方面。既往传统的影像学预测MVI的研究,虽然有明确的CT/MRI征象与MVI相关,但始终难以避免受放射科医生主观因素影响。人工智能则能通过提取大量定量特征,并运用机器学习或深度学习等方法为MVI的预测提供客观、稳定的结果。

Gd-EOB-DTPA是一种肝脏特异性MRI对比剂,在Gd-EOB-DTPA增强MRI肝胆特异期上,肝细胞癌不摄取EOB。因此,肝胆特异期可以清晰显示肝细胞癌的边界,基于该期的影像组学预测MVI可以达到良好的效果。笔者既往收集了160例接受了手术切除的肝细胞癌患者,利用肝胆特异期瘤内和瘤周1cm区域的影像组学特征,通过LASSO对特征进行筛选,采用logistic回归建立了MVI预测模型,训练集和验证集AUC分别达到了0.85和0.83。上海复旦大学附属中山医院曾蒙苏团队的研究,则将传统的肉眼征象、影像组学及临床特征结合在一起,建立了MVI的联合预测模型。该研究充分利用了MRI多序列的优势,不仅收集了动脉期瘤周强化、包膜、肝胆特异期瘤周低信号等肉眼特征,还收集了T2WI、DWI、动脉期、门脉期、移行期、肝胆特异期、肝胆特异期T1map等序列的影像组学特征。最终,发现除了AFP水平、不规则的肿瘤边缘、动脉期瘤周强化,肝胆特异期和肝胆特异期T1 map的影像组学特征也是MVI的危险因素,多序列影像组学与临床、传统影像特征的联合模型AUC优于临床与传统影像特征的联合模型。

CT不仅扫描速度快,且具有价格优势,仍是诊断肝细胞癌的首选影像学检查方法之一。南京医科大学第一附属医院刘希胜团队不仅利用基于CT的影像组学建立了

MVI的预测模型,还对患者的预后实现了分层。该研究收集了495例肝细胞癌患者的CT,采用手动勾画结合二分类算法实现了肿瘤的半自动分割,提取了动脉期和门脉期瘤内瘤周共7260个影像组学特征,还纳入了15个临床特征,以及12个传统影像特征。最终,通过多因素logistic回归建立的MVI预测模型,该模型不仅预测MVI的AUC达到了0.9左右,还可以区分患者的无进展生存期和总体生存期(OS),从而更加印证了此MVI预测方法的有效性。东南大学附属中大医院居胜红团队还发现了影像组学模型预测的MVI高危患者接受解剖性肝切除术后预后优于非解剖性肝切除术。该研究纳入了2个中心的2~5cm的肝细胞癌共449例,建立了基于临床-影像征象-影像组学和基于临床-影像征象的MVI预测模型,并在另外两个中心验证了该模型区分患者术后预后的效能,发现临床-影像征象-影像组学模型预测为MVI的患者接受解剖性肝切除术的早期复发率低于接受非解剖性肝切除术的患者,而临床-影像征象的MVI预测模型无法区分患者术后的预后。

东南大学中大医院居胜红团队还创新性地拓展了Delta Radiomics的应用范畴,利用多期增强CT图像的影像组学特征数值差值及减影图像的影像组学特征建立了MVI预测模型,最终影像组学联合语义特征的混合模型AUC最高,可达0.85左右,且该模型能够对患者的早期复发生存期和总生存期进行风险分层,对指导患者预后亦具有重要价值。另外,此研究还发现MVI高危组具有糖代谢等相关通路富集和免疫细胞低浸润的特点,为系统治疗提供了指导价值。

有别于前述研究中使用的传统机器学习方法(如logistic回归等),深度学习使用多层神经网络对数据处理并提取特征,更适合需要复杂信息变换的任务,是目前实现人工智能的重要技术之一。复旦大学附属中山医院邱双健团队收集了321例肝细胞癌患者的MRI图像,将包括动脉期、门脉期、T2WI等6期图像输入CNN来建立MVI的预测模型,最终深度学习预测的MVI与AFP联合模型AUC可达0.824,且该模型可以区分患者的无复发生存期和总体生存期。中山大学附属第三医院陈规划团队利用同一批肝细胞癌患者的CT分别通过XGBoost(一种非深度学习的机器学习算法)和三维卷积神经网络(3D-CNN)算法建立了MVI的预测模型,两种方法在训练集中的AUC分别是0.952和0.980,在验证集中的AUC分别是0.887和0.906,差异尚未达到统计学意义。两种模型预测的MVI阳性组的无复发生存期均优于MVI阴性组。但与影像征象或影像组学结合传统的机器学习算法相比,深度学习仍具有耗费人力少的优势。中国科学院自动化研究所田捷团队在利用深度学习建立MVI预测模型的基础上,增加了采用注意力机制可视化 MVI 高危区域的研究,进一步提高了模型的可解释性。该研究还比较了 Gd-EOB-DPTA 增强 MRI 与增强 CT 模型的效能,发现前者优于后者,AUC 分别为 0.812 和 0.736(P=0.038),差异具有统计学意义。

　　MVI 作为影响肝细胞癌治疗方式及预后的重要因素之一,其术前的准确预测具有重要的临床意义。无论是传统的机器学习结合影像组学的方式,还是深度学习的方式,目前都已达到较高的诊断效能,并可以区分患者的预后。

（冯仕庭　汤咪咪）

第 4 节　人工智能在肝细胞癌免疫响应状态预测中的应用

　　在肝细胞癌患者中,有超过一半的人首诊时已处于中晚期,需要接受包括免疫治疗、靶向治疗、化疗等在内的系统治疗。近年来,免疫治疗不断发展,在 2022 年的《中国原发性肝癌诊疗指南》和 2023 年的《美国国立综合癌症网络(NCCN)指南》中,免疫检查点抑制剂阿替利珠单抗联合血管内皮生长因子抑制剂贝伐珠单抗均被作为一线治疗方案进行推荐。但接受免疫治疗的肝细胞癌患者发生应答的比例非常有限,单药治疗的客观缓解率仅 15%~23%,联合治疗的客观缓解率也仅 33%,约有三分之一的患者会发生严重副作用,如免疫相关性肺炎、免疫相关性肠炎等。另外,还有约 8% 的患者会出现疾病超进展,即肿瘤加速生长。因此,通过预测免疫响应状态来筛选适合接受免疫治疗的患者是一个亟待解决的问题。近年来,蓬勃发展的人工智能技术已经深入到各个医学学科领域,在疾病诊断及风险预测方面显示了巨大的应用潜力。本章节就人工智能在肝细胞癌免疫响应状态预测中的应用做简要概述。

一、预测免疫治疗疗效

　　影像学可以全面高效地评估肿瘤生物学特性,基于此可实现对预后及治疗反应的精准预测。Yuan 等的研究收集了 58 例接受了程序性细胞死亡蛋白(PD-1)抑制剂治疗的肝细胞癌患者,建立了基于治疗前的 CT 影像组学模型,用来预测疾病是否进展

（PD）。此研究利用手动分割提取了瘤内和瘤周10mm区域的感兴趣区（ROI），通过最小绝对收缩和选择算子算法（LASSO）对影像组学特征进行了筛选，并尝试了包括LASSO、随机森林、支持向量机和决策树在内的多种机器学习方式来建立模型。然后将组学模型和临床特征相结合，建立了预测PD的列线图模型（图2-12），AUC在训练组和验证组分别达0.894（95%CI：0.797~0.991））和0.883（95%CI：0.716~0.998）。美中不足的是，此研究随访时间较短，缺乏生存分析资料。

二、评估免疫微环境

免疫响应状态与免疫微环境密切相关，免疫微环境包括肿瘤细胞及浸润在其中的免疫细胞和间质细胞。

Stefanie等的研究探索了基于MRI的影像组学对肿瘤免疫微环境的预测价值。此研究收集了48例接受了手术治疗的肝细胞癌患者，发现影像组学特征与CD3+T细胞、巨噬细胞、内皮细胞均相关，影像组学特征还与程序性细胞死亡配体（PD-L1）蛋白表达水平相关，与PD-1和CTLA4的mRNA表达水平相关。影像组学特征还可以预测肝细胞癌的早期复发，但未发现上述免疫细胞、免疫基因表型与复发相关。也未在接受免疫治疗的患者中验证模型。笔者也探究了基于钆塞酸二钠增强MRI的影像组学对肝细胞癌免疫评分的预测价值。免疫评分是一种将肿瘤内部和肿瘤边缘上CD3+T细胞和CD8+T细胞密度进行量化的评分系统（图2-13）。笔者收集了207例接受了手术治疗的肝细胞癌患者，提取了其肝胆特异期瘤内及瘤周10mm的影像组学特征，采用

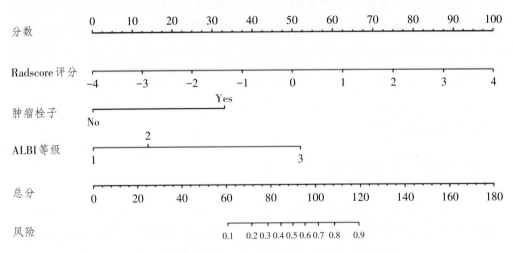

图2-12 影像组学与临床特征相结合的列线图模型。

极度随机树的方法筛选特征并建立了免疫评分的预测模型。最终影像组学与临床的联合模型 AUC 达到了 0.926（95%CI，0.884-0.967）的水平（图 2-14）。Liao 等的研究则利用基于术前 CT 的影像组学建立了肝细胞癌患者 CD8+T 细胞的预测模型。此研究收集了 142 例接受了手术治疗的肝细胞癌患者，并采用弹性网正则化回归分析的方法建立了预测 CD8+T 细胞浸润高低的模型，且该组学模型得分高组 OS 和 DFS 均优于得分低组，实现了对患者预后的预测。如果后续能进一步将此模型应用于免疫治疗人群并验证其对疗效的预测及对生存的预测则该研究会更完善。Zeng 等建立了基于 MRI 的影像组学对肝细胞癌 PD-1/PD-L1 和 PD-L2 的预测模型。该研究充分利用了 MRI 包括 T2WI、动脉期、门脉期等多个序列，并发现多期图像的联合模型效果最好，但这两项研究均缺乏治疗响应数据以及预后分析。Xie 等则利用对比学习网络提取 CT 图像的深度表征，用于预测 PD-1 和 PD-L1 的表达。Gu 等的研究，创新性通过提取增强 CT 中的多视图成像特征，然后建立融合成像特征亚型模型，将肝细胞癌分为两种影

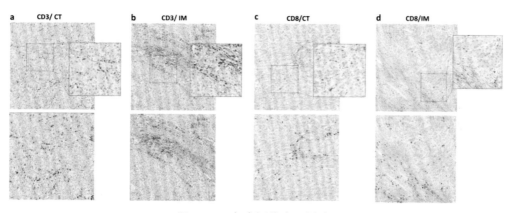

图 2-13 免疫评分病理图片。

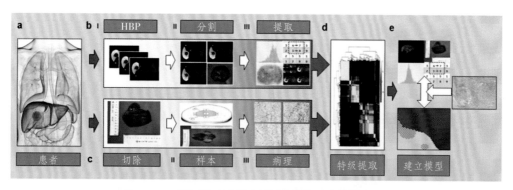

图 2-14 肝细胞癌免疫评分预测模型建模流程图。

像组学亚型。这两种亚型不仅纹理特征和预后有差异,炎症通路活性和免疫微环境也不同。亚型1在促炎功能中显著富集,包括细胞因子活性、趋化因子信号传导、白细胞介素和干扰素的产生;而亚型2则显著富集了细胞周期相关通路,包括发育生长调控、核分裂、泛素蛋白连接酶活性等。Tian等的研究收集了103例接受了免疫治疗且有标本的肝细胞癌患者,利用了影像组学和深度学习的方法建立了PD-L1表达水平的评估模型,模型AUC最高可达0.897,但此研究未分析PD-L1水平及其评估模型与免疫治疗响应及生存分析的相关性,既往研究尚未发现肿瘤内部PD-L1表达水平能有效预测肝细胞癌免疫治疗疗效。

综上所述,目前有越来越多的研究者探究人工智能在肝细胞癌免疫响应状态预测中的应用价值。一方面研究者们尝试通过免疫治疗提升患者的治疗效果,借助人工智能的方法,来寻找直接的影像学生物标志物;另一方面,研究者们在探索影像学对免疫微环境的评估作用,包括对多种淋巴细胞的预测及对PD-1/PD-L1表达的预测等。这些都可能为患者的个体化治疗提供更精确的指导。但值得注意的是,正如Bernhard所说,对免疫治疗应答差或者生存期短的亚组并不等于无效,以提示免疫治疗效果的生物标记物划分的各亚组,是否能在免疫治疗中获益,还需各亚组和安慰剂或索拉非尼进行对照后得到结论。在探索肝细胞癌免疫响应状态预测的过程中,我们还需要更多地严谨而完善的研究,以期为患者提供更精准的治疗决策。

(冯仕庭　汤咪咪)

第5节　人工智能在肝细胞癌相关基因表达预测中的应用

肝细胞癌的生物学行为与其基因表达谱密切相关,影响着肝细胞癌的恶性程度和预后。基因组学技术可以对成千上万种基因的表达进行调查,在肿瘤诊断、预后和治疗反应的监测方面显示出巨大的潜力,其中治疗靶点的表达情况是药物选择和治疗疗效的重要依据。肝细胞癌的全基因组基因表达、脱氧核糖核酸(DNA)拷贝数的改变、DNA甲基化和基因突变已成为研究的热点,它们对预测预后、微血管浸润及治疗反应有一定作用。然而,由于肿瘤的基因表达具有时间和空间上的高度异质性，如何无创实时评估肝细胞癌的基因表达是一个待解决的难题。这些先进的基因组学方法依赖于对穿刺活检组织或手术切除标本的检测，穿刺活检是具有侵袭性的取材方法，而术后标本无法在术前指导更精准地治疗。此外，在治疗过程中，病灶内的基因表达情况会发生变化，监测基因表达的变化也是靶向治疗所面临的重要挑战。同时，基因检测需要专门的设备和高昂的成本，这限制了它们的广泛使用。影像学可以作为基因表达的替代标记，因为影像学是非侵入性的、可重复的，可以对整个病变及同一患者的多个病变进行评估。近年来，放射基因组学在肝细胞癌研究中的应用逐渐得到广泛的应用。机器学习可以提取许多人眼无法识别的临床图像特征，全面整合多种生物标志物，反映一种或多种基因表达情况，从而指导临床治疗决策。

影像学在肝细胞癌的筛查、诊断和分期中发挥着重要作用。在肝细胞癌中，与基因组分析相关的影像学数据有限。先前的研究表明，使用CT的动态影像学特征与肝细胞癌的整体基因表达程序相关。有研究表明，28个影像学特征（CT评估）可以重建78%的全基因表达谱。在另一项研究中，基于CT的影像表现被发现与阿霉素的药物应答基因表达程序相关。有研究验证了侵袭性肝细胞癌的影像学表型特征与基因特征之间的相关性，为建立基于影像学的肝细胞癌分子表型替代标志物提供了进一步的前瞻性验证依据。此外，最近的一项研究表明，Gd-EOB-DTPA增强后肝胆特异性期信号强度与基因表达相关。近年来，人们对肝细胞癌基因表达预后特征的理解有所改进，从而使得更全面地探索临床相关的放射基因组学和生物学成为可能。

一、血管靶向治疗相关基因表达

我国为肝细胞癌发病大国，大多数患者就诊时已为晚期肝细胞癌，不能接受根治性治疗，且根治性治疗患者复发率高，肝细胞癌手术及肝移植后复发率高达70%，射频消融术（RFA）后5年复发率甚至超过70%。药物靶向治疗为不能进行局部治疗的晚期肝细胞癌患者和复发患者带来希望，现已成为晚期肝细胞癌和复发性肝细胞癌的主要治疗方式之一。索拉非尼是FDA批准的治疗晚期肝细胞癌的唯一系统性疗法，主要作用于Raf-1和Braf阻断Ras/Raf/MEK/ERK信号通路，直接抑制肿瘤增殖，也能作用于VEGFR2、VEGFR3等细胞因子，通过抗血管生成作用间接抑制肿瘤的进展。2008年，SHARP实验证实索拉非尼能够改善晚期肝细胞癌的生存，能将生存期延长至

10.7个月。随后,亚洲的一项研究也证实索拉非尼对HBV相关的肝细胞癌治疗有效。更有研究发现,对化疗栓塞术无效的中期肝细胞癌患者服用索拉非尼治疗后生存期达到了15个月,且基本没有药物相关的死亡。

　　尽管,药物靶向治疗能够改善一些晚期HCC患者的预后。然而,并非所有的肝细胞癌患者均对索拉非尼的靶向治疗敏感。研究表明,索拉非尼的有效率为43%左右。肝细胞癌对靶向治疗反应性的差异主要由肿瘤的异质性引起。研究发现,仅部分肝细胞癌伴有B-raf突变,VEGF通路基因的表达水平也不尽相同。靶点基因表达水平不同,对HCC的预后也不尽相同。Raf-1能够作为肝细胞癌的独立预后因子,Raf-1超表达患者较Raf-1弱表达患者术后具有较差的预后。但是,相比Raf-1弱表达者,Raf-1超表达者有更好的靶向治疗效果,Raf-1超表达者经索拉非尼治疗后能够获得更长的生存期。Peng S等研究也发现VEGFR高表达肝细胞癌患者索拉非尼治疗效果更好,而不伴VEGFR表达的患者索拉非尼治疗后则预后较差。另外,B-raf野生型及突变型对索拉非尼靶向治疗的效果也不尽相同。由于药物靶向治疗的费用非常昂贵,因此,治疗前检测靶点基因的表达水平(如BRAF、RAF1、VEGFR2、VEGFR3等)对靶向治疗的选择至关重要。

　　本研究团队进行了术前Gd-EOB-DTPA增强MRI预测肝细胞癌靶向治疗相关基因表达研究,在Gd-EOB-DTPA增强MRI图像上评估肿瘤大小、信号均匀性、肿瘤包膜、肿瘤边缘、瘤内血管、瘤周增强、瘤周低密度、DWI上信号强度比、T1弛豫时间、增强前后T1减低率等特征。在术后2周(平均7天)进行术后病理组织学评价BRAF、RAF1、VEGFR2、VEGFR3等基因的表达水平,探索了这些影像学特征与基因表达水平的关系。研究结果表明,肿瘤包膜的不完整和缺乏、瘤内血管与BRAF表达显著相关;不完整包膜和包膜缺乏可以预测RAF1的表达,说明Gd-EOB-DTPA增强MRI可以提供基因表达相关信息,从而帮助患者选择合适的基因治疗方案。血管内皮生长因子(VEGF)在肝细胞癌中高度表达,可以促进肿瘤内的纤维蛋白支架的形成,并诱导肿瘤新生血管的产生。抗VEGF治疗可影响恶性肿瘤的血供及其VEGF引起的免疫抑制环境,在肝细胞癌的治疗中起着重要作用。高VEGF表达的肝细胞癌更具侵袭性,生存时间更短、手术和局部治疗后的临床结局更差。因此,VEGF阳性肝细胞癌的早期诊断是选择最佳治疗策略的重要影响因素。基于钆塞酸二钠增强MRI的动脉期、门静脉期、平衡期、延迟期和肝胆期图像提取影像组学特征,通过逻辑回归筛选出门脉期和肝胆期的13个影像组学特征,并建立影像组学模型。在联合AFP水平和不规则肿瘤边缘等因素后，其预测效能可达0.836。

磷脂酰肌醇三激酶（PI3K）信号传导是调节肝细胞癌细胞增殖的关键途径之一，了解PI3K信号通路的基因组改变，可以为了解肿瘤生物学特性和索拉非尼治疗提供线索。因为，PI3K/AKT/哺乳动物西罗莫司靶蛋白（mTOR）轴激活的肝细胞癌具有更强的侵袭性表型，疾病控制率较低，生存期较差。基于术前的增强CT检查图像提取的影像组学特征，可以无创预测肝细胞癌患者PI3K信号通路的体细胞突变，并表现出良好的预测效能（AUC：0.733，95%CI：0.563~0.904）。影像组学模型中包含的大部分特征是高阶纹理特征，加入定性的肉眼影像特征并不能显著改善模型性能。因此，由放射科医生评估的定性特征在捕获PI3K信号突变介导的细微变化方面能力有限，使用更精细的放射学特征来分析肝细胞癌宏观表型背后的异质遗传背景是十分必要的。

β-阻滞素1的磷酸化状态影响上皮-间充质转化信号通路，与肝细胞癌患者的索拉非尼耐药密切相关。因此，术前对β-阻滞素1磷酸化状态的预测可能有助于识别潜在的索拉非尼治疗受益的肝细胞癌患者。Che等在门静脉CT图像中提取影像组学特征，并使用逻辑回归分析筛选影像组学特征以构建影像组学评分系统，其模型评估β-阻滞素1磷酸化状态的AUC达0.898，对肝细胞癌患者具有重要的预后意义。

二、免疫治疗相关基因表达

程序性死亡受体1（PD-1）是人体中重要的免疫抑制分子。它与程序性死亡配体-1（PD-L1）结合后，抑制T细胞的活化，帮助肿瘤细胞实现免疫逃逸，导致预后不良。近年来，靶向肿瘤PD-1和PD-L1的免疫检查点抑制剂（ICI）疗法备受关注。肝细胞癌中PD-L1的表达状态与患者预后和免疫治疗反应有关，可作为预测ICI疗效的生物标志物。因此，术前分析PD-L1表达水平可以帮助筛选ICI获益的肝细胞癌患者。基于CT和MRI的影像组学和深度学习可以实现对肿瘤PD-L1表达水平的预测，均表现出良好的预测效能。

PD-L2作为PD-1的另一种配体，也可导致肿瘤的免疫逃逸，其高表达与肿瘤的预后不良密切相关，也是抗PD-1靶向治疗的重要标志物。Tao等基于MRI的FS-T2WI序列、DCE-MRI动脉期和门静脉相序列分别提取影像组学特征，建立单期相和多期相特征的预测模型。其中，联合多期相模型的预测效能显著高于单期相模型，AUC达0.871。当与临床信息中的AFP水平相结合后，模型的AUC可进一步提升至0.914。

β-连环蛋白激活可诱导肝细胞癌的免疫逃逸和抗 PD-1 治疗的耐药性。无 β-连环蛋白突变的肝细胞癌与抗 PD-1 治疗中较长的无进展生存期和总生存期相关。β-连环蛋白是 WNT 信号通路中的细胞内信号换能器,由 CTNNB1 编码,与肝肿瘤的发生发展密切相关,其突变有助于 Wnt/β-连环蛋白信号通路的激活,在肝细胞癌患者中的发生率约 30%~40%。然而,β-连环蛋白突变的肝细胞癌具有更好的细胞分化和更有利的预后。目前,β-连环蛋白突变的诊断依赖于聚合酶链反应或免疫组织化学分析。免疫组织化学分析中,β-连环蛋白的核表达可以提示 β-连环蛋白突变和 β-连环蛋白途径的激活。然而,核 β 连环蛋白表达的敏感性和特异性有限。其转录产物谷氨酰胺合成酶表达是 β-连环蛋白突变的可靠生物标志物,而人类肝细胞癌中的谷氨酰胺合成酶表达并不总是与 β-连环蛋白突变相关。因此,β-连环蛋白突变的诊断应通过免疫组织化学分析 β-连环蛋白和谷氨酰胺合成酶的表达来确诊。既往研究发现,肝特异性对比剂增强 MRI 的肝胆期肝细胞癌瘤内高信号与 β-连环蛋白突变有关,肝细胞癌中的 β-连环蛋白突变可能在肝胆期图像中显示出独特的影像学特征。基于肝胆期影像组学特征的预测模型可以实现对肝细胞癌 β-连环蛋白突变状态的评估,并且在增加了其他期相信息后的多期相模型并没有显著改善预测效能(AUC:0.86vs0.82),说明肝胆期影像信息在预测肝细胞癌 β-连环蛋白突变状态中有重要作用。

三、生物特性相关基因表达

基因表达特征同样也是肝细胞癌的预后标志物。作为肝肿瘤的祖细胞标志物,细胞角蛋白 19(CK19)和细胞角蛋白 7(CK7)通常在肝祖细胞和胆管细胞中表达,而在肝细胞中不表达。既往研究发现,大约 20% 的肝细胞癌表达祖细胞或胆管细胞的标志物,这种类型的肝细胞癌被称为双表型肝细胞癌(DPHCC)。在肝细胞癌患者中,与 CK19 阴性的患者相比,CK19 阳性的患者预后较差,复发率较高,淋巴结转移率较高。CK19 表达阳性的肝细胞癌表现出高度侵袭性的生物学行为,与较差的预后和较高的复发率有关,是预测肝细胞癌预后的重要标志物。术前预测 CK19 表达对肝细胞癌患者的预后评估和治疗策略的制定具有重要意义。因此,有研究利用术前 MRI 预测 CK19 阳性的肝细胞癌,并评价了肝细胞癌病灶中单个 CK19 阳性的患者与 CK19 阴性的患者在切除后的预后,结果显示不规则边缘、动脉期边缘强化、肿瘤-肝 ADC 比值降低、HBP 成像中肿瘤-肝信号比值降低,可能有助于预测 CK19 阳性肝细胞癌在治疗切除后的早期复发。另有研究表明，影像肉眼征象中的动脉期边缘强化及肝胆期和DWI的靶征表现与CK19表达相关。使用影像组学和深度学习可以进一步提高预测CK19表达的效能，并建立术前预测模型，有助于为术前诊疗计划的制定提供信息。基于钆塞酸二钠增强MRI的影像组学特征也有助于术前诊断DPHCC，联合多期相特征的逻辑回归模型和多层感受器模型均表现出良好的区分能力。基于磁敏感加权成像（SWI）提取的影像组学特征与肝细胞癌的病理学分级、CK7、CK19和GPC-3等基因表达相关（$P<0.05$），并可实现术前无创评估（AUC：0.905、0.837、0.800和0.760）。

既往研究表明，高尔基体膜蛋白1（GOLM1），含SET结构域7（SETD7）和Rho家族GTPase 1（RND1）的表达水平与肝细胞癌早期复发有关，Li等基于MRI的影像组学特征定量分析，实现对GOLM1、SETD7和RND1的无创量化，从而预测早期肝细胞癌的复发风险。

磷脂酰肌醇蛋白-3（GPC3）在肝细胞癌中的表达水平显著升高，已被证明是与肝细胞癌患者预后相关的关键危险因素，是重要的诊断和治疗靶点。GPC3是肝细胞癌术后复发的独立危险因素。甲胎蛋白>20ng/mL、T2WI均质性信号和肝胆期低信号与GPC3表达阳性的肝细胞癌相关，利用钆塞酸二钠增强MRI的多期相图像提取影像组学特征有助于识别GPC3表达阳性的肝细胞癌。基于支持向量机筛选从增强MRI提取出的影像组学特征并构建预测模型，其预测GPC3表达的AUC值达到0.871，在联合AFP水平后可进一步提升至0.914。

（冯仕庭 周小琦）

第6节 人工智能在肝细胞癌预后预测中的应用

一、肝细胞癌预后评估概述

近年来，有效的全身治疗、多学科临床决策、围手术期管理水平的提高、手术技术的进步等使得肝细胞癌患者的生存率在一定程度上得以提高。对于符合米兰标准的早期肝细胞癌患者(孤立结节≤5cm,或多个结节≤3个且最大结节≤3cm,无大血管浸润和肝外转移),肝部分切除和肝移植是肝细胞癌患者的主要治疗手段。在临床供体器官不足的情况下,肝部分切除术是可以保留肝功能的一线治疗方法。但是近年的研究仍显示肝细胞癌的复发率仍居高不下,术后5年复发率为50%~70%,阻碍了患者生存率的进一步提高。

评估预后是肝细胞癌治疗的关键环节之一,预后的评估涉及对生存期的评估和对肿瘤复发的预测。肝细胞癌的复发可分为早期复发和晚期复发,其中早期复发占所有复发的比率超过70%。研究认为,肝细胞癌的早期复发是肿瘤通过门静脉循环在肝内形成隐匿性微小转移,或术后原发肿瘤残留;而晚期复发归因于新发肿瘤,或独立于先前治疗的病变继续发展而来的原发性肿瘤。精确区分早期复发和晚期复发需要进行复杂的遗传/基因组对全肝进行分析,在临床研究中开展的难度高,因此通常使用时间标准定义早期和晚期复发。不同研究采用了2年、17个月、1年甚至更短的8个月作为早期和晚期复发的界值,其中大部分研究普遍使用2年作为区分早期和晚期复发的时间节点,即肝细胞癌根治性切除2年内的复发定义为早期复发,2年以后的复发定义为晚期复发。早期复发提示预后不良,对总生存期的影响大于晚期复发。早期复发主要由原发肿瘤的侵袭性决定,与晚期复发相比其肝内播散率更高,形成多灶性病灶的概率更大,血管浸润的可能性更大,血清甲胎蛋白水平更高。有研究表明,早期复发患者的中位无病生存期为8.4个月(7.5~10.0个月),而晚期复发患者的中位无病生存期为21.3个月(17.9~23.8个月)。

肝细胞癌的预后判断需要综合肿瘤负荷、临床症状、肝功能、治疗方法、相关并发症等多方面因素进行分析,传统预测肝细胞癌的预后方法已经不能满足临床需要。近年来,已经有越来越多的研究应用人工智能的方法改进肝细胞癌的预后评估。这些研究通过大数据库分析、放射组学以及分子或组织病理学,更准确地预测细胞癌患者术后复发/转移风险和生存期,弥补了传统方法预测肝细胞癌预后的多种不足。

二、人工智能在评估肝细胞癌预后预测方面的应用

基于CT、MRI、超声等医学影像大数据,采用人工智能方法进行影像组学定量分析在肝细胞癌的预后预测方面的应用成果颇多。CT快速、密度分辨率高、对病灶和病灶周围结构显示精细,有不少研究基于对比增强CT图像影像组学特征进行肝细

胞癌预后相关分析。Gu D等的研究结果显示从CT图像中提取的影像组学特征可能是体现肝细胞癌侵袭性的潜在成像生物标志物,并能够准确预测肝移植后肝细胞癌的复发;他们的研究还发现,较为稳定的与肝细胞癌复发相关的影像组学特征存在于动脉期和门脉期CT图像,基于动脉期CT图像提取的影像组学特征所构建的预测模型性能要优于单纯门静脉期CT图像构建的模型或结合了动脉期和门静脉期CT图像构建的模型。动态对比增强MRI(DCE-MRI)因其在软组织内的高对比度、多参数、多方位成像等优点,在评估肝细胞癌侵袭性、预后评估方面具有不可替代的优势。许多研究纳入MRI影像组学特征评估肝细胞癌预后情况。Kucukkaya AS等的研究回顾性纳入了120例早期肝细胞癌患者,将处理前的MR图像输入机器学习管道(VGG16和XGBoost),以预测6个不同时间范围(范围为1~6年)内的复发。Chong H等的研究基于MRI术前钆塞酸二钠(EOB)的影像组学,预测glypican 3(GPC3)阳性表达和肝细胞癌肿瘤直径≤5cm的相关无复发生存期(RFS)的影响。Wang L等的一项研究结果显示术前多序列MR图像的影像组学特征在预测孤立性肝细胞癌(肿瘤直径≤5cm)患者早期复发方面也具有很大价值。肝细胞癌MVI是肝细胞癌复发和预后不良的最重要因素之一,Jiang YQ等的研究构建了影像组学-放射-临床(RRC)模型和3D-CNN模型,根据RRC和3D-CNN模型预测的MVI状态,结果显示MVI阴性组的平均无复发生存期(RFS)明显优于MVI阳性组。VETC是一种促进肝细胞癌转移的血管模式,Dong X等建立并验证了基于DCE-MRI的深度学习影像组学模型,该模型成功区别了肝细胞癌患者术前VETC状态,并可以预测患者复发。

临床特征和影像组学特征组合,可以更好地预测肝细胞癌患者的预后。Ji GW等的研究基于对比增强CT图像,结合术前和术后临床指标建立影像组学模型,构建了高、中、低3个复发风险等级模型,有助于预测肝细胞癌的早期复发。Ning P等的研究结果显示基于对比增强CT图像的影像组学特征是早期复发的独立预测因子,在训练集和测试集中可以成功预测肝细胞癌患者的早期复发情况。Wang W等利用多期增强扫描CT图像和临床数据构建了基于深度学习的影像组学模型,预测肝细胞癌的早期复发,模型准确性较高,AUC达0.825。Zhu HB等的研究构建了影像组学列线图,基于影像组学特征和临床数据建模,纳入262例接受术前CT对比增强扫描和根治性切除术的肝细胞癌患者,结果显示二分类影像组学特征、甲胎蛋白,以及肿瘤数量、肿瘤大小是关键的早期复发预测指标。Lv C等从术前对比增强CT图像的动脉期和门静脉期提取两组放射学特征,建立3个模型,分别为临床模型、基于深度学习的影像组学模型、基于临床和深度学习的影像组学模型。其中，基于临床和深度学习的影像组学模型在预测肝细胞癌术后3年复发中准确性更高，性能更为卓越。Ren Y等的研究建立基于MRI影像组学特征和临床因素的术前预测模型，用于预测肝细胞癌根治性切除术后患者的早期复发和晚期复发。Wen L等的研究纳入了111例接受手术切除（SR）或射频消融术的小肝细胞癌患者（肿瘤直径≤3cm），并随访至少5年，提取肿瘤MRI影像组学特征，与术前血小板计数共同构建影像组学列线图，结果表明该影像组学列线图可以作为术前肝细胞癌早期复发预测的无创性生物标志物。Yang X等根据临床、影像学和磁共振影像组学特征，建立预测肝细胞癌患者消融术后复发和生存率的列线图，构建了一种预测消融后肝细胞癌早期复发的模型。Zhang X等的研究评估了基于多参数磁共振成像的影像组学列线图在预测小肝细胞癌射频消融后早期复发方面的价值，结果表明基于T1WI、T2WI和CE-MRI序列的影像组学模型有最佳的预测性能，有助于小肝细胞癌患者个体化风险分层并指导进一步治疗决策。Li W等的研究在MR图像上手动绘制三维感兴趣区，构建了融合影像组学特征和临床因素的早期复发预测模型，并基于预测模型的列线图和早期复发风险评估系统对早期复发的患者进行个体化风险分层。Wang L等的研究进行了全肿瘤表观扩散系数（ADC）图影像组学的分析，发现在预测孤立性肝细胞癌（肿瘤直径≤5cm）患者的早期复发中全肿瘤ADC测量比单层ADC测量效果更好，整合了重要的临床危险因素和影像组学特征开发的组合模型在评估肝细胞癌早期复发中的性能更优。Zhang L等的研究将磁共振图像（MRI）的影像组学特征与临床因素相结合，模型较好地预测了接受手术切除治疗的肝细胞癌患者的无复发生存期。

超声是肝细胞癌术后随访中重要的检查手段之一。Ma QP等基于动态对比增强超声（CEUS）构建的影像组学模型，在预测热消融后直径≤5cm的单个肝细胞癌病灶患者早期和晚期复发方面表现良好。在另一项研究中，Wang W等使用了三维卷积神经网络模型，该模型避免了对比增强超声图像中的信息丢失，提前预测不同治疗的预后，辅助临床及时优化治疗方案，降低了肝细胞癌患者早期复发。

肝细胞癌的侵袭性和预后与基因、分子的表达密不可分，人工智能机器学习模型在基因和分子层面的应用也层出不穷。长链非编码RNA（LncRNA）密切参与肝细胞癌的生长和进展，是一种肝细胞癌预后的生物标志物，Fu Y等的研究使用机器学习算法构建了一个基于LncRNA特征的机器学习模型，将机器学习衍生的 4-lncRNA 特征（由 AC108463.1、AF131217.1、CMB9-22P13.1、TMCC1-AS1 组成）与甲胎蛋白和 TNM 分期相结合，预测肝细胞癌的早期复发。抗原呈递细胞、浸润性 T 细胞（TCI）与肝细胞癌免疫状态的改变相关，Wang X 等的研究在整合 15 种机器学习算法的基础上，构建 APC-TCI 相关 LncRNA 特征（ATLS）评分模型。通过结合几个重要的临床特征和分子特征进行比较，发现 ATLS 评分高的患者预后较差，肿瘤突变频率相对较高，存在活跃的免疫激活，T 细胞增殖调节因子和抗 PD-L1 呈高表达。

总之，人工智能在个体化肝细胞癌预后评估方面发挥越来越重要的作用。研究者通过人工智能相关技术的支持，从医学影像学图像中提取高通量、多维度的影像组学特征，并结合包括临床检验指标、蛋白、基因、分子的数据在内的数据，构建与风险分层和预后相关稳定的无创预测预后的影像学和生物学标志物，进而辅助临床，实现个体化精准治疗，提高肝细胞癌患者生存率、降低复发率。

（冯仕庭　徐丹阳）

第7节　人工智能在肝细胞癌
应用中的局限性和展望

尽管人工智能技术在肝细胞癌的诊断、治疗、预后分析等方面展现出许多优势，但仍存在不少局限性，导致相关技术尚未广泛应用于临床工作。

首先，人工智能算法复杂，各种算法和软件尚未标准化。人工智能算法复杂，例如影像组学工作流程就包括影像采集、分割、特征提取、探索性分析和建模，临床工作中如果没有专业人士的时时指导，则难以大规模开展，限制了其临床应用。而且，人工智能计算算法需要专门的软件包，在肝细胞癌的各种研究中，有许多不同的算法和软件，甚至有许多课题组使用自主开发的软件，但是模型的可重复性如何尚未明确。因此，需要综合各种模型的优劣，选择最适合肝细胞癌的、最易推广的人工智能分析方法。同时，也有必要开始培训人工智能技术专业人员，为将来将人工智能广泛应用于肝细胞癌的临床实践做好准备。

其次，原始大数据集的获取和如何标准化分析尚需进一步研究探索。人工智能模型的性能高低依赖于用于训练的数据量,小样本数据伴高维度特征就会导致模型预测"过拟合"。因此,模型的构建需要大量数据支持,但是大数据库共享问题仍存在争议,数据共享率仍然很低,这就会限制模型的优化。而且,不同机构构建人工智能模型的流程和操作存在差异,原始数据尚未有标准化处理流程,所得结果可能会存在差异。因此,需要多中心联合建立肝细胞癌的大数据库,并将肝细胞癌的原始数据的处理流程进一步标准化,这是各项人工智能相关研究开展和进一步优化的基础。

再次,人工智能模型性能不稳定,研究的可重复性不确定。几乎所有肝细胞癌相关人工智能的研究都纳入回顾性数据,应用这些回顾性数据构建的模型进行前瞻性评估时,这些模型的性能多数会下降。模型不稳定、可重复性低仍是亟待解决的问题,需要更大规模的数据支持使得模型优化,这也依赖前面提到的大数据库建立和共享。

最后,人工智能方法缺乏生物学解释。深度学习中最常用的方法由极其复杂的数学计算层组成,因此很难深入了解数据在整个网络中是如何转换的。人工智能模型建立的算法更像是一个"黑匣子",所得结果无法获得生物学层面上的解释,其潜在机制尚未明确阐明。需要更多的研究探索一个可解释的人工智能模型,得到影像学、病理生理学和预后之间的关系。

未来人工智能在肝细胞癌的研究应用中,除了进一步改进上述局限性,还要注重临床需要,与肝细胞癌个体化治疗相结合,即如何对每种治疗方案患者获益的可能性大小进行预测,如何对耐药性出现时间进行预测。这就需要更为稳定、可重复性高的人工智能工具。基于人工智能的深度学习算法既可以根据肝细胞癌治疗前的数据进行训练,也可以在肝细胞癌首次治疗后立即提取数据进行训练。因此,从理论上讲,在肝细胞癌患者治疗后的评估中,深度学习算法模型可能会在出现典型影像学表现之前更早地预测患者是否在治疗中获益,可能会有助于临床在分子耐药产生和影像学检查之间选择更为准确的治疗时机和更优化的治疗方案。这就需要更多的研究来进一步探索。

总之,未来的研究需通过人工智能方法,构建组织学、放射学、基因组学和临床信息等多重网络组合,在肝细胞癌早期筛查、治疗方案的制定、预后评估等方面进行更为深入地探索,改进治疗方案,减少患者医疗支出,改善患者预后。

(冯仕庭　徐丹阳)

参考文献

[1]B. Saar, F. Kellner-Weldon. Radiological diagnosis of hepatocellular carcinoma[J]. Liver Int,2008,28(2):189-199.

[2]M. T. Lin, C. L. Chen, C. C. Wang,et al. Diagnostic sensitivity of hepatocellular carcinoma imaging and its application to non-cirrhotic patients[J]. J Gastroenterol Hepatol,2011,26(4): 745-750.

[3]N. Snowberger, S. Chinnakotla, R. M. Lepe, et al. Alpha fetoprotein, ultrasound, computerized tomography and magnetic resonance imaging for detection of hepatocellular carcinoma in patients with advanced cirrhosis[J]. Aliment Pharmacol Ther,2007,26(9):1187-1194.

[4]V. Vandecaveye, F. De Keyzer, C. Verslype, et al. Diffusion-weighted MRI provides additional value to conventional dynamic contrast-enhanced MRI for detection of hepatocellular carcinoma[J]. Eur Radiol,2009,19(10):2456-2466.

[5]T. Tajima, H. Honda, K. Taguchi,et al. Sequential hemodynamic change in hepatocellular carcinoma and dysplastic nodules: CT angiography and pathologic correlation[J]. AJR Am J Roentgenol,2002,178(4):885-897.

[6]A. Furlan, D. Marin, A. Vanzulli,et al. Hepatocellular carcinoma in cirrhotic patients at multidetector CT: hepatic venous phase versus delayed phase for the detection of tumour washout [J]. Br J Radiol,2011,84(1001):403-412.

[7]H. Zhao, J. L. Yao, Y. Wang,et al. Detection of small hepatocellular carcinoma: comparison of dynamic enhancement magnetic resonance imaging and multiphase multirow-detector helical CT scanning[J]. World J Gastroenterol, 2007, 13(8):1252-1256.

[8]K. R. Wei, X. Yu, R. S. Zheng,et al. Incidence and mortality of liver cancer in China, 2010[J]. Chin J Cancer,2014,33(8):388-394.

[9]H. B. El-Serag, J. A. Marrero, L. Rudolph, et al. Diagnosis and treatment of hepatocellular carcinoma[J]. Gastroenterology,2008,134(6):1752-1763.

[10]B. Taouli, M. Losada, A. Holland, et al. Magnetic resonance imaging of hepatocellular carcinoma[J]. Gastroenterology,2004,127(5 Suppl 1):S144-S152.

[11]Baron RL, G. Brancatelli. Computed tomographic imaging of hepatocellular carcinoma [J]. Gastroenterology,2004,127(5 Suppl 1):S133-S143.

[12]D. V. Sahani, N. S. Holalkere, P. R. Mueller,et al. Advanced hepatocellular carcinoma: CT perfusion of liver and tumor tissue--initial experience[J]. Radiology,2007,243(3):736-743.

[13]H. K. Hussain, I. Syed, H. V. Nghiem,et al. T2-weighted MR imaging in the assessment of cirrhotic liver[J]. Radiology,2004,230(3):637-644.

[14]E. M. Hecht, A. E. Holland, G. M. Israel, et al. Hepatocellular carcinoma in the cirrhotic liver: gadolinium-enhanced 3D T1-weighted MR imaging as a stand-alone sequence for diagnosis[J]. Radiology,2006,239(2)):438-447.

[15]A. I. Gomaa, S. A. Khan, E. L. Leen,et al. Diagnosis of hepatocellular carcinoma[J].

World J Gastroenterol,2009,15(11):1301-1314

[16]刘灿丽,王家平,袁曙光,等.磁共振灌注成像在原发性肝癌中的临床应用[J].放射学实践,2010,25(5):519-521.

[17]卞读军,肖恩华.磁共振扩散成像技术及其在肝癌的临床应用[J].国际医学放射学杂志,2011,34(5):439-444.

[18]张虎,秦东京,姜兴岳,等.磁共振弥散加权成像对肝脏常见占位性病变诊断应用价值的研究[J].中华临床医师杂志(电子版),2012,06(6):1473-1476.

[19]王爽,周纯武,赵心明.多层螺旋CT在肝脏肿瘤诊断中的应用[J].临床放射学杂志,2003,22(3):248-251.

[20]陈卫霞,闵鹏秋,周翔平,等.肝细胞癌螺旋CT增强双期扫描边缘强化与病理对照研究[J].中华放射学杂志,2002,36(2):152-156.

[21]李建军,胡道予,汤浩,等.肝细胞肝癌CT动脉期强化特点与肿瘤病理分化关系的研究[J].放射学实践,2012,27(1):61-64.

[22]王少雁,孔令山.PET显像在原发性肝癌中的临床应用[J].临床肿瘤学杂志,2007,12(7):550-552,556.

[23]戴琳,冯筱榕,陈永鹏,等.超声、超声造影及多层螺旋CT对小肝癌的影像学诊断[J].南方医科大学学报,2008,28(8):1469-1471.

[24]张学琴,陆健,王霄英,等.多排螺旋CT与MRI对乙肝肝硬化背景小肝癌检出的比较研究[J].临床放射学杂志,2013, 32(6):831-836.

[25]闫新成,杨广夫,刘晖,等.MR扩散加权成像在肝脏占位性病变中的应用[J].实用放射学杂志,2008,24(8):1056-1058, 1061.

[26]史丽静,郭勇,林伟,等.CT灌注、MR灌注成像与MR扩散加权成像对肝脏恶性病变之间的鉴别诊断价值比较[J].中国临床医学影像杂志,2010,21(3):175-178.

[27]徐白萱,田嘉禾,何义杰,等.FDG PET在肝脏恶性肿瘤诊断中的应用[J].中华核医学杂志,2002,22(3):139-140.

[28]孟令平,万凯明,俞忠辉,等.MRI鉴别诊断肝硬化退变结节与小肝癌[J].中国医学影像技术,2005,21(6):923-926.

[29]郑辉,张国华,黄勇,等.MR扩散加权成像在肝细胞癌诊断中的应用价值[J].医学影像学杂志,2014,24(3):494-497.

[30]孙颖,梁碧玲,张雪辉,等.500例原发性肝癌的磁共振表现[J].癌症,2002,21(5):509-513.

[31]蒋朝霞,彭卫军.功能磁共振成像在肝癌诊断及治疗后疗效评价的应用进展[J].中国医学影像技术,2006,22(2):316-319.

[32]白人驹.医学影像诊断学(第三版)[M].北京:人民卫生出版社,2011.

[33]郭启勇.实用放射学(第三版)[M].北京:人民卫生出版社,2007

[34]郑可国.肝细胞癌的临床CT诊断[M].广州:广东世界图书出版公司,2003.

[35]黄利利.普美显在肝脏疾病诊断中的应用现状.中国普通外科杂志,2013,22(7):938-943

[36]Torre LA, Bray F, Siegel RL, et al. Global cancer statistics,2012[J]. CA Cancer J Clin,

2015, 65（2）: 87-108.

[37]Zhou M, Wang H, Zeng X, et al. Mortality, morbidity, and risk factors in China and its provinces, 1990-2017: a systematic analysis for the Global Burden of Disease Study 2017 [J]. Lancet, 2019, 394（10204）: 1145-1158.

[38]Bi WL, Hosny A, Schabath MB, et al. Artificial intelligence in cancer imaging: clinical challenges and applications[J]. CA Cancer J Clin, 2019, 69（2）: 127-157.

[39]Gillies RJ, Kinahan PE, Hricak H. Radiomics: images are more than pictures, they are data[J]. Radiology,2016,278（2）: 563-577.

[40]Sun R, Limkin EJ, Vakalopoulou M, et al. A radiomics approach to assess tumour-infiltrating CD8 cells and response to anti-PD-1 or anti-PD-L1 immunotherapy: an imaging biomarker, retrospective multicohort study[J].Lancet Oncol, 2018, 19(9): 1180-1191.

[41]Chilamkurthy S, Ghosh R, Tanamala S, et al. Deep learning algorithms for detection of critical findings in head CT scans: a retrospective study [J]. Lancet, 2018, 392（10162）: 2388-2396.

[42]Zhang Y, He K, Guo Y, et al. A novel multimodal radiomics model for preoperative prediction of lymphovascular invasion in rectal cancer[J]. Front Oncol, 2020, 10: 457.

[43]Yasaka K, Akai H, Kunimatsu A, et al. Liver fibrosis: deep convolutional neural network for staging by using Gadoxetic acid-enhanced hepatobiliary phase MR images [J]. Radiology, 2018, 287(1): 146-155.

[44]Yasaka K, Akai H, Abe O, et al. Deep learning with convolutional neural network for differentiation of liver masses at dynamic contrast-enhanced CT: a preliminary study[J]. Radiology, 2018, 286(3): 887-896.

[45]Xu X, Zhang HL, Liu QP, et al. Radiomic analysis ofcontrast-enhanced CT predicts microvascular invasion andoutcome in hepatocellular carcinoma [J]. J Hepatol, 2019, 70（6）: 1133-1144.

[46]Kim S, Shin J, Kim DY, et al. Radiomics on Gadoxetic acid-enhanced magnetic resonance imaging for prediction of postoperative early and late recurrence of single hepatocellular carcinoma[J]. Clin Cancer Res, 2019, 25(13):3847-3855.

[47]Ji GW, Zhu FP, Xu Q, et al. Radiomic features atcontrast-enhanced CT predict recurrence in early stage. Hepatocellular carcinoma: a multi-institutional study[J].Radiology, 2020, 294（3）: 568-579.

[48]Ji GW, Zhu FP, Xu Q, et al. Machine-learning analysis of contrast-enhanced CT radiomics predicts recurrence of hepatocellular carcinoma after resection:A multi-institutional study [J]. EBioMedicine, 2019, 50:156-165.

[49]中华医学会影像技术分会, 中华医学会放射学分会 . CT检查技术专家共识 [J].中华放射学杂志, 2016, 50(12):916-928.

[50]中华医学会影像技术分会, 中华医学会放射学分会 . MRI检查技术专家共识 [J].中

华放射学杂志, 2016, 50(10):724–739.

［51］中华医学会影像技术分会国际交流学组. 肝胆特异性对比剂钆塞酸二钠增强 MRI扫描方案专家共识［J］.中华放射学杂志, 2019, 53(12): 1040–1044.

［52］中华医学会放射学分会医学影像大数据与人工智能工作委员会,中华医学会放射学分会腹部学组,中华医学会放射学分会磁共振学组.肝脏局灶性病变CT和MRI标注专家共识(2020)［J］.中华放射学杂志,2020,54(12):1145–1152.

［53］Roayaie S, Blume IN, Thung SN, et al. A system of classifying microvascular invasion to predict outcome after resection in patients with hepatocellular carcinoma［J］. Gastroenterology. 2009;137(3):850–5.

［54］［Evidence-based practice guidelines for standardized pathological diagnosis of primary liver cancer in China: 2015］. Zhonghua gan zang bing za zhi = Zhonghua ganzangbing zazhi = Chinese journal of hepatology. 2015;23(5):321–7.

［55］Rodríguez-Perálvarez M, Luong TV, Andreana L, et al. A systematic review of microvascular invasion in hepatocellular carcinoma: diagnostic and prognostic variability［J］. Annals of surgical oncology. 2013;20(1):325–39.

［56］Cucchetti A, Piscaglia F, Grigioni AD, Zanello M, et al. Preoperative prediction of hepatocellular carcinoma tumour grade and micro-vascular invasion by means of artificial neural network: a pilot study［J］. J Hepatol. 2010;52(6):880–8.

［57］Zhao J, Li X, Zhang K, et al. Prediction of microvascular invasion of hepatocellular carcinoma with preoperative diffusion-weighted imaging: A comparison of mean and minimum apparent diffusion coefficient values［J］. Medicine. 2017;96(33):e7754.

［58］原发性肝癌诊疗指南(2022年版)［J］. J Clin Hepatol. 2022;38(2):306–21.

［59］Feng ST, Jia Y, Liao B, et al. Preoperative prediction of microvascular invasion in hepatocellular cancer: a radiomics model using Gd-EOB-DTPA-enhanced MRI［J］. Eur Radiol. 2019; 29(9):4648–59.

［60］Yang L, Gu D, Wei J, et al. A Radiomics Nomogram for Preoperative Prediction of Microvascular Invasion in Hepatocellular Carcinoma. Liver cancer. 2019;8(5):373–86.

［61］Xu X, Zhang HL, Liu QP, et al. Radiomic analysis of contrast-enhanced CT predicts microvascular invasion and outcome in hepatocellular carcinoma. J Hepatol. 2019;70(6):1133–44.

［62］Meng XP, Tang TY, Ding ZM, et al. Preoperative Microvascular Invasion Prediction to Assist in Surgical Plan for Single Hepatocellular Carcinoma: Better Together with Radiomics［J］. Annals of surgical oncology. 2022;29(5):2960–70.

［63］Xia TY, Zhou ZH, Meng XP, et al. Predicting Microvascular Invasion in Hepatocellular Carcinoma Using CT-based Radiomics Model［J］. Radiology. 2023;307(4):e222729.

［64］Sun BY, Gu PY, Guan RY, et al. Deep-learning-based analysis of preoperative MRI predicts microvascular invasion and outcome in hepatocellular carcinoma［J］. World journal of surgical oncology. 2022;20(1):189.

［65］Jiang YQ, Cao SE, Cao S, et al. Preoperative identification of microvascular invasion in hepatocellular carcinoma by XGBoost and deep learning［J］. Journal of cancer research and clinical oncology. 2021;147(3):821-33.

［66］Wei J, Jiang H, Zeng M, et al. Prediction of Microvascular Invasion in Hepatocellular Carcinoma via Deep Learning: A Multi-Center and Prospective Validation Study［J］. Cancers (Basel). 2021;13(10).

［67］Forner A, Reig M, Bruix J: Hepatocellular carcinoma［J］. Lancet (London, England) 2018, 391(10127):1301-1314.

［68］Llovet JM, Castet F, Heikenwalder M,et al. Finn RS: Immunotherapies for hepatocellular carcinoma［J］. Nature reviews Clinical oncology 2022, 19(3):151-172.

［69］Pinter M, Jain RK. The Current Landscape of Immune Checkpoint Blockade in Hepatocellular Carcinoma: A Review［J］. JAMA Oncol 2021, 7(1):113-123.

［70］Finn RS, Qin S, Ikeda M, et al. Atezolizumab plus Bevacizumab in Unresectable Hepatocellular Carcinoma［J］. N Engl J Med 2020, 382(20):1894-1905.

［71］Nakamura Y, Kawaoka T, Higaki T, et al. Hepatocellular carcinoma treated with sorafenib: Arterial tumor perfusion in dynamic contrast-enhanced CT as early imaging biomarkers for survival［J］. European journal of radiology 2018, 98:41-49.

［72］Kim B, Kim SS, Cho SW, et al. Liver stiffness in magnetic resonance elastography is prognostic for sorafenib-treated advanced hepatocellular carcinoma［J］. Eur Radiol 2021, 31(4):2507-2517.

［73］Hsu CY, Shen YC, Yu CW, Dynamic contrast-enhanced magnetic resonance imaging biomarkers predict survival and response in hepatocellular carcinoma patients treated with sorafenib and metronomic tegafur/uracil［J］. J Hepatol 2011, 55(4):858-865.

［74］Yuan G, Song Y, Li Q, et al. Development and Validation of a Contrast-Enhanced CT-Based Radiomics Nomogram for Prediction of Therapeutic Efficacy of Anti-PD-1 Antibodies in Advanced HCC Patients［J］. Frontiers in immunology 2020, 11:613946.

［75］Sangro B, Sarobe P, Hervás-Stubbs S, Melero I: Advances in immunotherapy for hepatocellular carcinoma［J］. Nat Rev Gastroenterol Hepatol 2021, 18(8):525-543.

［76］Hectors SJ, Lewis S, Besa C, et al. MRI radiomics features predict immuno-oncological characteristics of hepatocellular carcinoma［J］. Eur Radiol 2020, 30(7):3759-3769.

［77］Chen S, Feng S, Wei J, et al. Pretreatment prediction of immunoscore in hepatocellular cancer: a radiomics-based clinical model based on Gd-EOB-DTPA-enhanced MRI imaging［J］. Eur Radiol 2019, 29(8):4177-4187.

［78］Pagès F, Mlecnik B, Marliot F, et al. International validation of the consensus Immunoscore for the classification of colon cancer: a prognostic and accuracy study［J］. Lancet (London, England) 2018, 391(10135):2128-2139.

［79］Liao H, Zhang Z, Chen J, et al.Preoperative Radiomic Approach to Evaluate Tumor-Infiltrating CD8(+) T Cells in Hepatocellular Carcinoma Patients Using Contrast-Enhanced Computed Tomography[J]. Annals of surgical oncology 2019, 26(13):4537-4547.

[80]Gong XQ, Liu N, Tao YY, et al. Radiomics models based on multisequence MRI for predicting PD-1/PD-L1 expression in hepatocellular carcinoma[J]. Scientific reports 2023, 13(1): 7710.

[81]Tao YY, Shi Y, Gong XQ, et al. Radiomic Analysis Based on Magnetic Resonance Imaging for Predicting PD-L2 Expression in Hepatocellular Carcinoma[J]. Cancers (Basel) 2023, 15 (2).

[82]Xie T, Wei Y, Xu L, et al. Self-supervised contrastive learning using CT images for PD-1/PD-L1 expression prediction in hepatocellular carcinoma[J]. Frontiers in oncology 2023, 13: 1103521.

[83]Gu Y, Huang H, Tong Q,et al Multi-View Radiomics Feature Fusion Reveals Distinct Immuno-Oncological Characteristics and Clinical Prognoses in Hepatocellular Carcinoma[J]. Cancers (Basel) 2023, 15(8).

[84]Tian Y, Komolafe TE, Zheng J, et al.Assessing PD-L1 Expression Level via Preoperative MRI in HCC Based on Integrating Deep Learning and Radiomics Features[J]. Diagnostics (Basel, Switzerland) 2021, 11(10).

[85]El-Khoueiry AB, Sangro B, Yau T, et al. Nivolumab in patients with advanced hepatocellular carcinoma (CheckMate 040): an open-label, non-comparative, phase 1/2 dose escalation and expansion trial[J]. Lancet (London, England) 2017, 389(10088):2492-2502.

[86]Zhu AX, Finn RS, Edeline J, et al. Pembrolizumab in patients with advanced hepatocellular carcinoma previously treated with sorafenib (KEYNOTE-224): a non-randomised, open-label phase 2 trial[J]. The Lancet Oncology 2018, 19(7):940-952.

[87]Nishida N, Kudo M. Immune Phenotype and Immune Checkpoint Inhibitors for the Treatment of Human Hepatocellular Carcinoma[J]. Cancers (Basel) 2020, 12(5).

[88]Scheiner B, Pomej K, Kirstein MM, et al. Prognosis of patients with hepatocellular carcinoma treated with immunotherapy - development and validation of the CRAFITY score[J]. J Hepatol 2022, 76(2):353-363.

[89]Fan T, Li S, Li K, et al . A Potential Prognostic Marker for Recognizing VEGF-Positive Hepatocellular Carcinoma Based on Magnetic Resonance Radiomics Signature[J]. Frontiers In Oncology 12:857715.

[90]Liao H, Jiang H, Chen Y, et al . Predicting Genomic Alterations of Phosphatidylinositol-3 Kinase Signaling in Hepatocellular Carcinoma: A Radiogenomics Study Based on Next-Generation Sequencing and Contrast-Enhanced CT. Annals of Surgical Oncology. 10.1245/s10434-022-11505-4.

[91]Che F, Xu Q, Li Q, et al . Radiomics signature: A potential biomarker for β-arrestin1 phosphorylation prediction in hepatocellular carcinoma[J]. World Journal of Gastroenterology 28:

1479-1493.

[92]Xie T, Wei Y, Xu L, et al . Self-supervised contrastive learning using CT images for PD－1/PD-L1 expression prediction in hepatocellular carcinoma[J]. Frontiers In Oncology 13: 1103521.

[93]Tian Y, Komolafe TE, Zheng J, et al . Assessing PD-L1 Expression Level via Preoperative MRI in HCC Based on Integrating Deep Learning and Radiomics Features[J]. Diagnostics (Basel, Switzerland) 11.

[94]Wei Y, Yang M, Xu L, et al . Novel Computed-Tomography-Based Transformer Models for the Noninvasive Prediction of PD-1 in Pre-Operative Settings[J]. Cancers 15.

[95]Hectors SJ, Lewis S, Besa C, et al . MRI radiomics features predict immuno-oncological characteristics of hepatocellular carcinoma[J]. European Radiology 30:3759-3769.

[96]Tao Y-Y, Shi Y, Gong X-Q, et al . Radiomic Analysis Based on Magnetic Resonance Imaging for Predicting PD-L2 Expression in Hepatocellular Carcinoma[J]. Cancers 15.

[97]Zeng F, Dai H, Li X, et al . Preoperative radiomics model using gadobenate dimeglumine-enhanced magnetic resonance imaging for predicting β-catenin mutation in patients with hepatocellular carcinoma: A retrospective study[J]. Frontiers In Oncology 12:916126.

[98]Chen Y, Chen J, Zhang Y, et al . Preoperative Prediction of Cytokeratin 19 Expression for Hepatocellular Carcinoma with Deep Learning Radiomics Based on Gadoxetic Acid-Enhanced Magnetic Resonance Imaging[J]. Journal of Hepatocellular Carcinoma 8:795-808.

[99]Yang F, Wan Y, Xu L, et al . MRI-Radiomics Prediction for Cytokeratin 19-Positive Hepatocellular Carcinoma: A Multicenter Study[J]. Frontiers In Oncology 11:672126.

[100]Huang X, Long L, Wei J, et al . Radiomics for diagnosis of dual-phenotype hepatocellular carcinoma using Gd-EOB-DTPA-enhanced MRI and patient prognosis[J]. Journal of Cancer Research and Clinical Oncology 145:2995-3003.

[101]Geng Z, Zhang Y, Wang S, et al . Radiomics Analysis of Susceptibility Weighted Imaging for Hepatocellular Carcinoma: Exploring the Correlation between Histopathology and Radiomics Features[J]. Magnetic Resonance In Medical Sciences : MRMS : an Official Journal of Japan Society of Magnetic Resonance In Medicine 20:253-263.

[102]Li X, Cheng L, Li C, et al . Associating Preoperative MRI Features and Gene Expression Signatures of Early-stage Hepatocellular Carcinoma Patients using Machine Learning[J]. Journal of Clinical and Translational Hepatology 10:63-71.

[103]Chong H, Gong Y, Zhang Y, et al. Radiomics on Gadoxetate Disodium-enhanced MRI: Non-invasively Identifying Glypican 3-Positive Hepatocellular Carcinoma and Postoperative Recurrence[J]. Academic Radiology 30:49-63

[104]Gu D, Xie Y, Wei J, et al . MRI-Based Radiomics Signature: A Potential Biomarker for Identifying Glypican 3-Positive Hepatocellular Carcinoma[J]. Journal of Magnetic Resonance Imaging : JMRI 52:1679-1687.

［105］European Association for the Study of the Liver. Electronic Address EEE, European Association for the Study of The L. EASL Clinical Practice Guidelines: Management of hepatocellular carcinoma［J］. J Hepatol, 2018, 69(1): 182−236.

［106］Nevola R, Ruocco R, Criscuolo L, et al. Predictors of early and late hepatocellular carcinoma recurrence［J］. World J Gastroenterol, 2023, 29(8): 1243−1260.

［107］Hayashi M, Shimizu T, Hirokawa F, et al. Clinicopathological risk factors for recurrence within one year after initial hepatectomy for hepatocellular carcinoma［J］. Am Surg, 2011, 77(5): 572−578.

［108］Yamamoto Y, Ikoma H, Morimura R, et al. Optimal duration of the early and late recurrence of hepatocellular carcinoma after hepatectomy［J］. World J Gastroenterol, 2015, 21(4): 1207−1215.

［109］Xing H, Zhang WG, Cescon M, et al. Defining and predicting early recurrence after liver resection of hepatocellular carcinoma: a multi−institutional study［J］. HPB (Oxford), 2020, 22(5): 677−689.

［110］Jung SM, Kim JM, Choi GS, et al. Characteristics of Early Recurrence After Curative Liver Resection for Solitary Hepatocellular Carcinoma［J］. J Gastrointest Surg, 2019, 23(2): 304−311.

［111］Guo D, Gu D, Wang H, et al. Radiomics analysis enables recurrence prediction for hepatocellular carcinoma after liver transplantation［J］. Eur J Radiol, 2019, 117: 33−40.

［112］Kucukkaya AS, Zeevi T, Chai NX, et al. Predicting tumor recurrence on baseline MR imaging in patients with early−stage hepatocellular carcinoma using deep machine learning［J］. Sci Rep, 2023, 13(1): 7579.

［113］Chong H, Gong Y, Zhang Y, et al. Radiomics on Gadoxetate Disodium−enhanced MRI: Non−invasively Identifying Glypican 3−Positive Hepatocellular Carcinoma and Postoperative Recurrence［J］. Acad Radiol, 2023, 30(1): 49−63.

［114］Wang L, Ma X, Feng B, et al. Multi−Sequence MR−Based Radiomics Signature for Predicting Early Recurrence in Solitary Hepatocellular Carcinoma［J］. Front Oncol, 2022, 12: 899404.

［115］Jiang YQ, Cao SE, Cao S, et al. Preoperative identification of microvascular invasion in hepatocellular carcinoma by XGBoost and deep learning［J］. J Cancer Res Clin Oncol, 2021, 147(3): 821−833.

［116］Dong X, Yang J, Zhang B, et al. Deep Learning Radiomics Model of Dynamic Contrast−Enhanced MRI for Evaluating Vessels Encapsulating Tumor Clusters and Prognosis in Hepatocellular Carcinoma［J］. J Magn Reson Imaging, 2023.

［117］Ji GW, Zhu FP, Xu Q, et al. Radiomic Features at Contrast−enhanced CT Predict Recurrence in Early Stage Hepatocellular Carcinoma: A Multi−Institutional Study［J］. Radiology, 2020, 294(3): 568−579.

［118］Ning P, Gao F, Hai J, et al. Application of CT radiomics in prediction of early recurrence in hepatocellular carcinoma[J]. Abdom Radiol (NY), 2020, 45(1): 64-72.

[119]Wang W, Chen Q, Iwamoto Y, et al. Deep Learning-Based Radiomics Models for Early Recurrence Prediction of Hepatocellular Carcinoma with Multi-phase CT Images and Clinical Data [J]. Annu Int Conf IEEE Eng Med Biol Soc, 2019, 2019: 4881-4884.

[120]Zhu HB, Zheng ZY, Zhao H, et al. Radiomics-based nomogram using CT imaging for noninvasive preoperative prediction of early recurrence in patients with hepatocellular carcinoma [J]. Diagn Interv Radiol, 2020, 26(5): 411-419.

[121]Lv C, He N, Yang JJ, et al. Prediction of 3-year recurrence rate of hepatocellular carcinoma after resection based on contrast-enhanced CT: a single-centre study[J]. Br J Radiol, 2023, 96(1145): 20220702.

[122]Ren Y, Bo L, Shen B, et al. Development and validation of a clinical-radiomics model to predict recurrence for patients with hepatocellular carcinoma after curative resection [J]. Med Phys, 2023, 50(2): 778-790.

[123]Wen L, Weng S, Yan C, et al. A Radiomics Nomogram for Preoperative Prediction of Early Recurrence of Small Hepatocellular Carcinoma After Surgical Resection or Radiofrequency Ablation[J]. Front Oncol, 2021, 11: 657039.

[124]Yang X, Yuan C, Zhang Y, et al. Predicting hepatocellular carcinoma early recurrence after ablation based on magnetic resonance imaging radiomics nomogram [J]. Medicine (Baltimore), 2022, 101(52): e32584.

[125]Zhang X, Wang C, Zheng D, et al. Radiomics nomogram based on multi-parametric magnetic resonance imaging for predicting early recurrence in small hepatocellular carcinoma after radiofrequency ablation[J]. Front Oncol, 2022, 12: 1013770.

[126]Li W, Shen H, Han L, et al. A Multiparametric Fusion Radiomics Signature Based on Contrast-Enhanced MRI for Predicting Early Recurrence of Hepatocellular Carcinoma[J]. J Oncol, 2022, 2022: 3704987.

[127]Wang L, Feng B, Wang S, et al. Diagnostic value of whole-tumor apparent diffusion coefficient map radiomics analysis in predicting early recurrence of solitary hepatocellular carcinoma [J]. Abdom Radiol (NY), 2022, 47(9): 3290-3300.

[128]Zhang L, Hu J, Hou J, et al. Radiomics-based model using gadoxetic acid disodium-enhanced MR images: associations with recurrence-free survival of patients with hepatocellular carcinoma treated by surgical resection[J]. Abdom Radiol (NY), 2021, 46(8): 3845-3854.

[129]Ma QP, He XL, Li K, et al. Dynamic Contrast-Enhanced Ultrasound Radiomics for Hepatocellular Carcinoma Recurrence Prediction After Thermal Ablation[J]. Mol Imaging Biol, 2021, 23(4): 572-585.

[130]Wang W, Wu SS, Zhang JC, et al. Preoperative Pathological Grading of Hepatocellular Carcinoma Using Ultrasomics of Contrast-Enhanced Ultrasound [J]. Acad Radiol, 2021, 28(8): 1094-1101.

［131］Fu Y, Si A, Wei X, et al. Combining a machine-learning derived 4-lncRNA signature with AFP and TNM stages in predicting early recurrence of hepatocellular carcinoma［J］. BMC Genomics, 2023, 24(1): 89.

［132］Wang X, Chen J, Lin L, et al. Machine learning integrations develop an antigen-presenting-cells and T-Cells-Infiltration derived LncRNA signature for improving clinical outcomes in hepatocellular carcinoma［J］. BMC Cancer, 2023, 23(1): 284.

第 3 章

人工智能引导CT
精准经皮介入技术

一、引言

肿瘤消融治疗可通过微创的方式实现,具有巨大的优势,但需要治疗过程中利用医学影像找到病灶。传统微创消融利用术前图像,在术中医生通过比对主要解剖结构与术前图像的大致关系实现定位。这种方式定位精度低且风险大。随着技术的进步,术中影像引导肿瘤微创消融技术成为主流,即将肿瘤微创消融搬入影像扫描室,实现术中的精准引导。由于影像在治疗床边,因此可通过反复影像扫描验证病灶及其与进针路径组织间的关系,可大大提高定位的准确性和安全性。目前,可用于术中引导的医学影像设备包括数字X光(DR)、DSA、超声影像(US)、X射线计算机断层成像(X-Ray CT)、正电子发射型计算机断层成像(PET/CT)、MRI、内窥镜、腔镜等。这些影像技术可以通过二维或三维成像方式,实现对人体组织和器官术中成像,为医生提供定位信息。

医学影像设备虽然能够提供人体影像信息,但大多数都不能对治疗器械成像。微创治疗的目的是要将治疗器械在不开刀手术及不暴露病灶的情况下,通过经皮穿刺或血管介入等微创方式引入到病灶。因此,对手术器械定位的跟踪系统同样至关重要。手术导航系统通过光学或电磁等方式获得微创手术器械的三维定位信息,同时通过坐标注册技术,将手术器械和医学影像信息集成到一个坐标系下,通过二维或三维影像方式将手术器械和病灶靶点及周边组织的空间信息呈现给医生,实现精准定位。由于医学影像信息及器械坐标信息可以不断反复采集及更新,因此手术器械和靶点直接的空间动态变化可动态更新,保障了定位的准确性、灵活性和安全性。目前,常用的导航系统包括使用两个或多个相机的三维光学技术和三维电磁场定位技术。这两种技术均能做到实时跟踪手术器械及与医学影像的实时注册配置。

本章中,将首先介绍适用于肿瘤微创消融的各种医学影像技术,包括其基本原理、特点和适用范围。其次将详细介绍常用的光学和电磁等导航跟踪技术及其特点和应用,并在此基础上介绍医学影像和导航跟踪设备集成引导微创治疗的基本原理。最后,介绍部分典型的影像导航系统的组成及应用。

二、适于微创治疗的术中医学影像技术

在肿瘤微创消融治疗中,由于是微创,医生一般是无法直接看到病灶的。因此,

医学影像技术可以通过二维或三维成像在术中实时成像,获得病灶及其周围组织和进针路径组织等的医学影像,使医生能确定安全路径和精准的靶点定位。医学影像技术既要能获得高质量的图像,如高影像清晰度和对比度,也要考虑治疗对成像的要求即快速、精准、无创、无害等。因此,术中医学影像技术与传统诊断设备相比有一些独特的要求。

部分术中医学影像技术,如显微镜、内窥镜、腔镜,还是依赖可见光但同时弥补了人眼的局限性,而更多的医学影像技术则利用不在可见光光谱范围的"不可见光"或其他能量。这些影像技术可以透视人体结构,甚至得到超出结构的功能影像,能够更好地实现对治疗的精确引导。部分不可见光影像技术包括以放射成像为基础的影像技术,如X光透视技术和CT、US、MRI、正电子发射断层成像技术等。

光学显微镜通过一个或多个镜片放大目标影像。图像可以用裸眼在目镜处直接观看或通过屏幕观看(电子显微镜)。基于可见光的特征及其几乎无损的光学放大,显微镜可达到非常高的空间和时间分辨率,能观察到目标的细微表面结构。显微镜被广泛应用于临床特别是神经外科。然而,光学显微镜的最大局限性是可见光不能穿透不透明的组织结构。显微镜所观察到的图像限于组织的色彩、形状、模式等,对区分许多表面特征近似的病灶组织和周边正常组织有一定的局限性。为了弥补这一不足,目前很多临床应用在术前甚至术中实施CT或MRI成像,术中将电子显微镜的真实影像和CT或MRI重建的虚拟现实影像通过导航系统融合实现对靶点及周边组织更清晰的区分。

内窥镜和腔镜如同显微镜利用光学镜头放大影像可获得很高的空间分辨率(数百微米)和时间分辨率(每秒30~70帧)。但窥镜或腔镜利用柔软的光纤,可通过一个人体开口或小孔观察人体内部组织或器官的内表面或腔洞。它们一般可伸入鼻腔、食道、腹腔和阴道等观察腔体内部信息。由于其微创特点,窥镜或腔镜有极其广泛的临床应用价值,目前应用在约30%的微创外科手术中,此比例在逐步提升。当然,如同其他依赖可见光的影像技术,窥镜和腔镜同样局限于光所能照射到的表面,一般不能穿透组织。结合CT或MRI等影像设备成像,利用导航设备可将窥镜或腔镜的真实影像与重建的CT或MRI虚拟影像融合显示,可为医生提供更丰富的引导信息。

X光透视动态成像利用比可见光波长更短的波谱成像(0.01~10nm),具有更高的能量且可穿透人体骨骼和软组织。由于不同人体组织的结构和材料密度对X光的吸收和散射特征不同便可形成有一定对比度的二维(2D)图像。随着快速平板半导体探测器的推出,术中透视成像可达到高分辨率(约200微米)快速成像(刷新率大于30赫兹)。造影剂常在X光透视中被用来区分空腔和血管等腔体。由于X光透视动态成像为二维投影图像,一些细小组织或病灶会由于影像对比度的限制而无法检测到。而且X线成像的最大缺点是放射线,不适于使用时间过长。X光透视动态成像可以用于经血管或经皮穿刺介入。这个技术目前被广泛应用于血管介入和骨科治疗引导。导航跟踪设备可以与X线透视机一同使用提供定位便捷性和精度。

CT也基于X线,但由于其可从多方位快速发射和信号接收,利用重建技术可形成薄层(可谓亚毫米级)断层成像。CT可以得到更多的组织结构细节信息。造影剂也可用来增强靶点信号或用来获得代谢功能影像信息。CT是目前用于经皮介入治疗的主要影像手段之一。由于其放射性对人体的伤害,CT动态透视技术在治疗中不被普遍使用。因此,常规介入治疗通常先使用常规断层多层扫描而后将扫描床拉出成像中心再进行介入治疗。导航跟踪系统可以与CT系统集成,协助医生得到更精确的介入器械定位。由于CT系统的对比度一般只是一种(X光吸收衰减),对有些组织病灶(如一些肿瘤)的边界区分不如MRI。由于其成像速度相对较快,CT在肺部介入治疗有较大优势。

MRI系统基于原子核的磁共振特性。由于磁共振信号来自人体且有很多种信号特性(如密度、衰减时间、弥散等),可实现非常多的对比度。由于磁共振梯度系统为三维分布,磁共振可得到真实的三维图像。与其他影像技术相比,磁共振成像具有最佳的软组织对比度且有远远多于其他技术的组织对比度。除了结构成像,磁共振还可以实现功能影像和分子成像,具有无限的诊断和辅助治疗前景。借助于导航跟踪系统,磁共振可对全身各个部位成像完成磁共振导航跟踪介入治疗。常规磁共振系统包括永磁和超导两种磁体。永磁磁体成本低、易于维护且基本为开放式利于介入治疗,但磁场强度一般在0.5T以下。超导磁共振具有场强高(临床常用的系统为1.5T和3T)、图像分辨率高、成像速度快等特点,但其大部分为封闭式,无法实现术中实时治疗引导。近期,部分厂家也推出了开放式高场超导系统可达到1.2T,但价格相对较昂贵。磁共振系统在治疗中的应用最大障碍是其强磁场和敏感的电磁信号。磁共振术中介入治疗要求屏蔽室内所有配套设备和器械(如导航跟踪系统、穿刺针、消融治疗设备、输入设备、显示设备等),与磁共振系统兼容。这些设备或器械要使用非磁性材料制造且具有良好的电磁屏蔽。磁共振成像速度相对其他设备较慢也是其一个局限点。

超声系统利用超声波在组织界面的反射波时间不同而形成空间图像。声波范围一般在2MHz~18MHz。超声可以清晰地看到包括肌肉、肌腱、血管、其他内部脏器等皮下组织。由于超声的便捷性、可移动、安全性、低成本、成像速度快，并且对扫描环境要求较低，超声被广泛应用于临床诊断和介入治疗。超声介入治疗的扫描部位主要局限于腹部和盆腔等软组织部位，其软组织对比度常常不如磁共振或CT等影像设备。利用导航跟踪系统，实时超声影像可与术前磁共振或CT图像融合实现更精准的引导。

PET系统可以检测到代谢的功能信息是对CT等形态学影像设备的一个重要补充。代谢图像可以得到病灶点特别对定位癌症转移病灶有很大的优势，但PET图像一般分辨率较低。因此，随着技术的发展，目前PET与CT或磁共振系统集成来共同获得形态和功能影像。目前，商业PET-CT和商业PET-MRI均已上市。导航跟踪系统可与PET-CT或PET-MRI设备共同实现精准的介入治疗引导。

其他影像设备（如乳腺机、光散射断层成像、荧光成像等）也都可以用来做引导治疗。不同影像技术有不同的对比度等优势，因此目前一个大的趋势是融合多种影像实现联合引导，达到更精准的治疗。

三、导航技术

虽然医学影像是影像导航引导的基础，但完全依赖医学影像本身不足以保障精确的靶向定位。仅靠医学影像本身常常无法呈现靶点、患者体表及手术或介入器材的三维空间关系。

为了解决此问题，临床上经常将一些基准标识固定于靠近靶点的体表。这些标识点既可被医生肉眼所识别，也可呈现在医学影像中。例如，在CT引导的介入治疗中，金属网常常被用为基准标识。在基准标识的帮助下，医生可更好地确定进针点，并更好地感知进针点与靶点的相对关系。然而，这种方式常常无法提供手术或介入器材与靶点之间的空间关系。即使器械已经置入人体，CT成像可看到手术器械，但由于器械本身不在成像平面内，很难获得器械的全部准确位置，特别是很难确定针尖位置，即使利用了三维重建（特别是对于二维成像层面较厚且有层间距的情况）。另外，很多器械都会在医学影像中有伪影，其影像位置不能真实反映器械空间位置。

专用器械定位跟踪系统可以帮助得到器械(如穿刺针)的真实空间信息。定位跟踪系统可以跟踪手术或介入器械的空间运动并将器械的空间位置与反映人体空间信息的医学影像空间配准注册。借助医学影像设备和跟踪系统,人体与器械的空间信息集成到一个坐标系内,并可通过二维或三维方式显示呈现给医生。利用此种方式导航,在即使考虑到整体系统误差的情况下,靶点定位精度也可达到1~2mm。

在早期,具有多方位多角度定位的立体定位支架常被用来引导器械靶向定位。这种机械解决方案既简单,成本也低,但是较笨重且不灵活,而且精度也受限。目前,临床中经常使用的是以电磁和光学为基础的器械定位跟踪技术。

(一)电磁定位跟踪技术

电磁(EM)场可以在三维空间形成高分辨率梯度场。利用电磁场技术,三维定位跟踪可以通过如下几种方式实现。

1.主动产生的三维外部梯度磁场

通过主动产生的三维外部梯度磁场可以实现电磁定位跟踪,利用场发生器(FG)可以在三维空间产生交变振荡的低频磁场(图3-1)。此三维磁场可以通过一个作为磁场探测器(FD)的小射频(RF)线圈检测到。检测到的射频信号转换成代表射频线圈所处的空间位置和方向(相对于场发生器坐标)的数据信息。这种空间感应器可以检测5个DOF或6个DOF(同时包含旋转信息)。由于电磁波的传输速度非常快,这种方式的跟踪基本为实时(>30Hz)。一个跟踪系统可同时检测多个空间传感器的信息(一般最多可同时检测10个具有5个DOF的传感器或5个具有6个DOF的传感

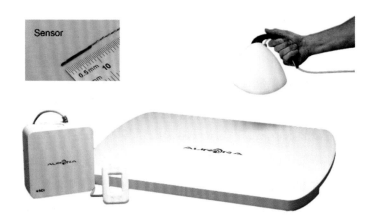

图3-1　Aurora®电磁跟踪系统(Northern Digital Inc., Waterloo, Canada)。左上部为磁场探测器;其他为形成不同形状和大小的场发生器。(Picture provided by Northern Digital Inc.)

器）。若把传感器固定在某种手术或介入器械上，即可用来跟踪器械的空间位置和方向变化。

一般常用的 FG 大小为 20cm×20cm×20cm。其可检测范围为 0.5m×0.5m×0.5m。FG 一般需要靠近治疗部位，可由可调节承重臂支撑。近期有些厂家也在研发可置于患者身体底部或适用于不同临床应用的 FG。而常用的空间传感器则一般非常小，最小可小于 0.3mm 且直径小于 10mm。传感器需要一根导线将信号传输到控制系统。

电磁跟踪技术应用于医学导航主要有两点优势。一是这项技术没有视线遮挡问题。人体、医生的手臂、铺巾等不会影响信号的传输。另外一点，传感器非常小，很容易将它固定在大部分手术或介入器械上。它甚至可被方便地置入穿刺针的针尖部位，能够更加精确地跟踪针尖的精确空间信息。

电磁跟踪技术的主要缺点是其对铁磁性物体（可以使电磁场变形）的干扰很敏感，而很多手术器械、成像系统的病床按点显示设备等常常还有铁磁性物质（如铁）。这些物体可能会严重影响跟踪的精度和可靠性。而且由于场发生器产生的电磁场有效范围有限，临床应用中医生常常要手动反复调整场发生器的位置，以确保传感器可被检测到。与光学跟踪技术相比，电磁技术的可跟踪范围一般会较小。电磁导航系统的另一个问题是其传感器是有线连接的，有时对很多临床应用不是很方便。

电磁跟踪技术可以用在 CT 或超声导航系统中，而一般不适于磁共振成像导航环境。

2.磁共振射频跟踪技术

由于磁共振系统本身强调静态场、梯度场和射频场，上述谈到的电磁导航是无法直接在磁共振成像环境中使用的。磁共振系统本身含有一个可以用来定位的三维梯度场。因此，我们可以利用小射频线圈作为传感器实现定位跟踪。定位射频线圈位置的过程如同磁共振成像过程，即利用一个特殊的脉冲序列产生一个非选择性射频波用以激发所有自旋，而小射频线圈只能采集到其附近的自旋激发信号。当我们将一个梯度作为频率编码同时采样，即通过非常简单的傅里叶变换重建得到此射频线圈在这个物理梯度方向的位置。同样道理，分别将另外两个梯度用于射频采样即可得到此射频线圈的三维空间位置。为了获得一个设备的方向变化信息，需要同时使用多个射频定位线圈。当使用多个射频线圈时，可利用多采集通道系统实现同步采集，利用梯度射频定位可达到每秒十几帧的速度和 1~2mm 的精度。

虽然磁共振射频定位可以实现磁共振术中治疗的实时定位,但这种技术有一些特殊要求。首先它对梯度的线性度要求较高。当离磁体中心稍远一些地方梯度线圈一般线性度会有一些偏差,将影响定位精度。当扫描床拉出系统梯度场外后,此技术无法使用,而很多微创介入应用经常不是总在磁体内部实施的。磁共振射频定位同时还需要特殊的脉冲序列。在成像过程中,为了获得定位信号采集,需要额外的采集和扫描时间,将降低磁共振成像更新频率。

3. 其他以电磁为基础的定位技术

其他以电磁为基础的定位技术还包括射频转发定位跟踪和电阻抗定位跟踪技术。不同技术都可在一些特定的临床应用中使用。

(1)光学跟踪技术。如同人的双眼,已知相互关系的两个或更多个感光耦合组件(CCD)相机(也叫传感器)同时采集两个或多个图像。当一个点同时能够被两个相机同时观测到时,这个点在相机坐标系下的空间坐标位置,可以通过图像识别和处理被重建出来。这个点在相机系统中也可称作标记点。

在 CCD 图像中,标记点要尽可能与背景区分开来以便于跟踪系统能够自动对其在图像中分割定位。目前有两种标记探测方式。一种基于红外光的,另一种基于环境光。

利用红外光探测,一般使用红外照相机(图 3-2)。在这种方式下常用两种红外光

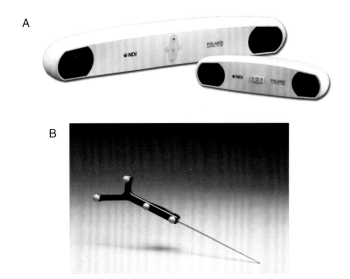

图 3-2　近红外被动式光学跟踪系统(Polaris®, Northern Digital Inc., Waterloo, Canada)。(A)近红外光发射和接收相机;(B)近红外光示踪器探针。(Picture provided by Northern Digital Inc.)

标记点定位方法。一种为被动式,即在标记球上涂近红外光反射涂层,在相机附近发射近红外光。标记球上的反光涂层可非常好地反射红外光,在CCD红外相机中形成明显有别于背景物体的亮点,便于分割定位。另一种则为主动红外定位方式,即标记球由有源红外灯发出红外光,由红外相机定位。主动定位方式更可靠,但一般需要电源线连接标记球,不是很方便。被动方式由于较方便,在临床上被广泛使用。但被动方式在某些情况下会受到背景或其他反光体的影响。利用红外光探测标记球的光学跟踪方式无法利用一个标记球确定或跟踪手术或介入器械。跟踪一个手术或介入器械,需要得到6个DOF。因此,至少3个标记球以某种特定的方式排列并固定在一个示踪器上,才能实现对器械的6个DOF空间定位。标记球两两之间约几个厘米远且间距不能相同(见图3-3)。虽然3个标记球可满足定位需求,在实际使用中一个示踪器常用四个标记球以提高识别的可靠性和精度。商用跟踪系统可同时跟踪多达10组被跟踪器。在常规临床应用中一般同时使用一到两个工具,可实现实时跟踪(大于30Hz)。

基于环境光的跟踪系统则利用环境光下直接识别特定的标记点的图案。如图3-3B中为一种黑白棋格图案。一个十字交叉棋格即可确定5个DOF,而两个棋格则可跟踪6个DOF。这种方式跟踪识别的最大优势是示踪器可以做得较小,且相机和示踪器的成本较低。但此种方式对环境变化较敏感。在昏暗的灯光下测量信噪比会降低,在示踪器快速移动时会造成图像模糊降低、跟踪精度降低,甚至瞬时失去跟踪信号。

与电磁跟踪技术相比,光学跟踪技术会有光线遮挡问题。医生需要尽量避免身体或其他设备处于相机与被跟踪的设备之间。然而由于光学导航技术不依赖于常规

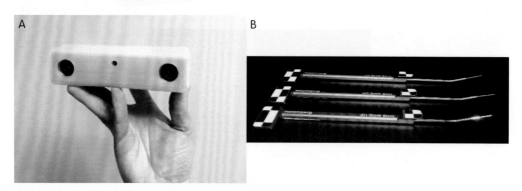

图3-3　基于环境光的MicronTracker®光学跟踪系统。(A)相机;(B)由黑白格组成的示踪器。(Picture provided by Claron Technology Inc., Toronto, Canada)

波段电磁信号。因此,它是目前磁共振下导航的主要跟踪技术。

(2)以医学图像为基础的被动跟踪。无论是磁共振还是CT或超声等影像设备,介入器械进入人体后会有占位效应,与周边组织形成一定对比度,来作为定位的参考信息。

四、导航原理

图像导航的最终目标是让手术器械、介入器械及感兴趣的靶点区域(病灶靶点及其周边组织或器官)的空间关系能够以二维或三维方式在同一个坐标空间(同一个显示窗口)中以图形的方式表达出来。同时,其相互关系还可以量化,提供给医生。在最理想的情况下,无论是靶点区域的医学图像,还是手术器械的空间位置都需要做到实时更新,以便为医生提供当前最准确的定位反馈。因此,在图像导航中,很关键的一点是器械跟踪系统使手术器械可以被实时跟踪,医学影像能实时更新,且能将二者空间信息实时融合并显示在一个坐标空间的显示窗口中。

在实际临床使用中,跟踪系统、医学影像设备及手术床有几种集成方式。

最佳的方式是术中实时导航,即将手术床放到医学影像设备中,使患者的手术区域在成像中心,跟踪系统在医学成像的同时能够同步跟踪手术器械,同时医生能够有足够的空间在成像中心开展手术操作。在这种配置方式下,患者一般能保持静止。成像设备可连续扫描不断更新图像,跟踪系统实时跟踪手术器械信息,整个系统反映的是最准确的靶点和器械的空间定位关系。利用这种方式,由于空间关系反馈是最及时且准确的,手术操作定位将是最精准的。超声系统由于探头的灵活性完全可以与跟踪系统结合,实现实时术中精准引导。常规CT和封闭式磁共振系统由于其成像区域的封闭式设计,在成像中心一般无法实施手术,因此很难做到术中实时导航。同时由于CT的放射性,CT影像一般也不会连续扫描更新。目前,有些短磁体大口径封闭式磁共振在逐步推向市场,但其操作依然有障碍。垂直磁场的开放式磁共振(所有的永磁磁体和个别的超导系统)则非常适于术中实时引导。在术中实时引导中,跟踪系统需要与医学影像系统全兼容,即二者在同时正常运转时,相互之间没有任何机械上、空间位置上,特别是电磁信号上的干扰。如在磁共振系统旁强大的周边磁场要求跟踪系统中不能有任何铁磁性材料,且需要有非常高的电磁屏蔽系统,保证二者不产生电磁干扰。

但是,由于影像系统成像空间的限制或其他安全因素的限制,很多手术或介入操作不能在影像系统内实施,医学影像采集后用于非实时的离线导航。其中一种离线导航情况是影像床也是手术床,影像室也是手术室。患者先在影像系统中被成像,而后病床拉出系统外1~3米远实施影像引导治疗。在这种情况下,患者一般能够保持静止不动,刚刚获得的医学影像信息通过跟踪系统跟踪定位病床(患者)的移动注册校准后,可以用来引导手术或介入操作。由于病床就在影像室内,可以随时重新进行医学影像扫描,更新为最新的图像,达到相对精准定位。另外一种离线导航情况是手术室和影像室不在一起,手术床和影像床非同一张床。在此种情况下,仅有一组术前影像被采集,术中任何体位运动、组织漂移等无法更新,对导航精度有影响。

无论是实时导航还是离线导航,都需要导航注册过程,即将医学影像坐标系与手术或介入器械坐标系注册配准到一个坐标系内。

在一个影像导航系统中涉及的物体和设备包括人体、医学影像系统、手术器械、介入器械及导航跟踪系统。校准和示踪工具可以使这些设备或生产的影像等空间定位信息集成在一个坐标系内,达到空间定位导航。常用工具包括世界坐标系系统定位示踪器、患者整体位置跟踪示踪器、器械示踪器及校准模块。校准模块一般包括模块定位示踪器和影像可识别标记点。示踪器一般包括6个自由度。世界坐标系示踪器常常固定于静止稳定的位置,如磁共振或CT系统的壳体上。患者整体位置跟踪示踪器可固定在没有生理运动影响的患者体表,或者在患者与手术床位置相对静止时可以固定在手术床上。器械示踪器要附在手术或介入器械上。

(一)实时导航的注册校准

实时导航病灶区域在成像中心,只需要将跟踪坐标系与影像坐标系配准注册即可。如图3-4A所示,一个或多个世界坐标系示踪器固定于影像系统壳体上(以磁共振成像系统为例)。为了注册各个坐标系,一个校准模型被置于磁体中的射频线圈内。校准模型中有一组特定的可以定位(一般可确定6个自由度)的磁共振可视标记点。跟踪系统相机(以光学导航跟踪系统为例)可以同时看到世界坐标系示踪器和校准模型上的校准模型示踪器。由于校准模型上的示踪器与其磁共振可视标记点的空间关系是已知的,因此跟踪系统(相机)坐标系即可与影像系统的世界坐标系注册在同一个坐标系统下。由于已经注册了跟踪系统坐标系,因此所有跟踪系统可以跟踪到的器械示踪器所代表的器械可与影像系统注册集成到一个世界坐标系空间显示。

由此可见,校准模型在导航注册中是很重要的。在磁共振系统中,模型中的磁共振可视标记点可以为掺加造影剂的水球。在CT系统中,CT可视标记点可为空腔、金

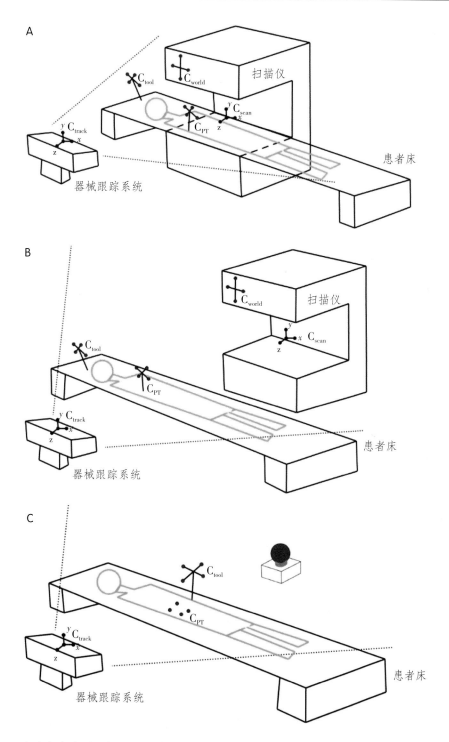

图3-4　（A）术中实时导航系统示意图；（B）基于世界坐标系的术中离线导航示意图；（C）基于注册示踪器的离线导航示意图。

属点、金属丝等。这些标记点可形成不同的形状,以便于计算机自动识别,如Z形框架式校准模块(7个短棍形成3个三维的Z形)设计、4个空间分布的球式设计、CAS创新校准平面板(5个标记点)设计等。

实时导航是最佳的术中影像导航技术。

(二)利用世界坐标系的离线导航注册校准

如图3-4B所示,若手术与成像均在一个房间内或相邻两个房间不远处进行,即在影像系统中成像,系统外一个空间实施治疗,且可反复交替进行成像与导航治疗过程,同样可通过世界坐标系的方式实现注册校准。成像系统上放置一个或多个世界坐标系示踪器。为了能够在人体移出影像系统后,仍能实现其与之前影像的注册配准,我们可以利用固定于人体体表或成像床(手术床)上的人体整体定位示踪器来协助完成。世界坐标系示踪器和人体示踪器在成像时及病床移出后的手术中均可被固定好的跟踪系统跟踪。因此,人体空间位移信息可以通过矩阵坐标变换转换到世界坐标系内,完成注册配准。

此种可以术中反复交替成像和治疗方式也可称作术中影像导航技术。

(三)不利用世界坐标系的离线导航注册校准

若患者不能在影像室实施导航治疗,可不需要世界坐标系示踪器(图3.4C)。这种情况下有几种将医学影像与人体和器械配准的方法可使用。

医生可以通过一个固定于体表的注册示踪器来完成配准。此示踪器中可以包括医学影像系统可视的标记点(一般可提供6个DOF)和可被跟踪系统检测到的标记点(一般也是6个DOF)。这些标记点的相对空间信息为已知,并提前校准好。利用注册示踪器在医学影像和跟踪系统中的空间定位,影像坐标系(也表达人体坐标系)与跟踪系统坐标系可以注册配准到一起。这样可被跟踪系统跟踪定位的器械可以与人体靶点区域注册配准到一个坐标系下,体现其三维空间相互关系。注册示踪器也可以不配备可被跟踪系统检测到的标记点。在这种情况下,医学影像可视的标记点一般要置于体表且独立可接触。在注册时,可用跟踪系统可识别的标准探针逐个点击医学影像可视的标记点,同时依次标注出其在图像中的位置完成注册。

有的情况下,也可以不需要注册示踪器,而是利用人体组织器官某些有特点的部位来实现注册配准。这种情况下,首先对靶点区域进行医学成像。在导航前,先在影像中找3个以上非共面且位于体表的标记点。随后,利用一个有示踪器的探针分别在人体上点击各个标记点,同时在医学影像中通过手动或自动的方式找到分别相对应的图像位置。一旦标记完成,计算机可以自动计算出医学影像与人体的注册配准。

这种成像与治疗完全分离,成像只能在术前实施一次的方式称作传统术前影像导航方式。

当使用多种影像融合导航治疗时,实时和离线导航都可能同时用到。由于空间局限性,一般只有一种影像可实现实时导航,而其他影像则在离线导航方式下进行。离线的影像与实时影像术中自动融合提供更加清晰和精准的导航。

五、术中影像导航系统

这里列举几个影像室也作为手术室或者影像室与手术室相连接以实现术中影像导航系统。

(一)CT导航跟踪系统

目前,CT是经皮介入治疗最为普遍使用的影像系统之一。CT病床同时也作为介入治疗床使用,可以交替进行影像扫描更新和介入治疗。虽然CT系统可配置动态透视功能,由于CT系统运行中的放射性危害,大部分介入应用只在常规的断层成像模式下进行。扫描过程中,病床被推入成像中心,医生离开扫描室。扫描完成,病床被拉出,医生回到扫描室实施导航治疗。

CT导航跟踪系统(图3-5)包括一台CT机、一个导航跟踪系统(可以为光学或电磁

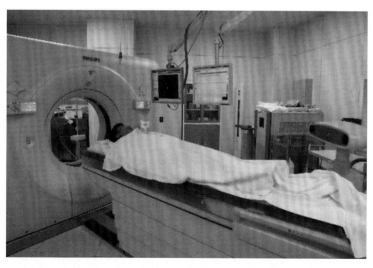

图3-5 基于光学的CT导航系统(Megrez®,新博医疗技术有限公司,北京)。图片中右侧为导航跟踪相机,CT两侧分别有一个世界坐标系示踪器,患者体部固定了一个体位示踪器和一个小呼吸运动示踪器。

等跟踪系统及其附件)，以及扫描室内图像显示器、控制键盘、通信装置等。

CT成像一般采用薄层无间隔(如1mm层厚)的多层断层扫描，使整个扫描区域覆盖全部病灶及潜在进针点和进针路径区域。扫描分辨率最好是各向同性，以保证斜切重建的图像质量。CT数据采集后将自动以标准数据格式(如DICOM)通过PACS或存储介质等传输到导航跟踪系统工作站。

图像与人体空间位置注册配准后，图像将以二维或三维形式分别以1×1、1×2、2×2等窗口数显示。医生惯于使用的显示窗口一般有二维轴位、二维矢状位、二维冠状位、二维虚拟超声平面(探针或介入针长轴所在平面)或三维体绘制。图3-6显示了CT导航系统(Megrez®CT导航系统，新博医疗技术有限公司，北京)的Panasee®软件界面。如图3-6A所示，4个窗口均显示为二维平面。右下角的超声虚拟平面为重建的介入器械(通过跟踪附在其上的器械示踪器定位)所在平面，红色线段为介入器械的实际空间占位，而黄色线段是为了指示针的潜在入针路径，红黄线交接点为器械头部(如针尖)位置。同时，介入器械空间占位均被投影到其他2D平面，以利于医生更好地调整器械角度，使器械准确地指向靶点。图3-6B包括一个轴位、虚拟超声和三维体绘制窗口。三维显示能更好地展现器械和靶点的空间关系并能更好地反映入针路径是否会穿过重要器官或组织以避免误创伤。同时，在图像中可以根据模型预模拟治疗范围，确保治疗区域包含病灶组织并尽量避免伤及正常组织。无论是二维还是三维显示，当医生调整介入器械时，相应所有平面都会实时重建更新，帮助医生更好地找到靶点并了解其周边组织或器官分布信息。保障治疗的有效性和安全性。

对于胸部和腹部的介入治疗，呼吸运动会影响定位精度。当使用呼吸机时，医生可调整屏气位置，使患者治疗时的屏气位置与扫描时的屏气位置一致。但对于大多数介入临床使用局麻的情况，只能通过与患者的屏气互动来提高定位精度。在CT扫描时，患者屏气可减少运动伪影。在介入治疗进针时，为了精确地利用导航信息，我们希望的患者屏气位置与扫描时的屏气位置相同。为了保障这一点，导航跟踪系统可以使用呼吸运动示踪器。呼吸运动示踪器包括一个或多个跟踪系统可检测的标记点和CT成像可视的标记点。成像扫描和介入治疗中，呼吸运动示踪器被放置在患者呼吸运动较明显的胸部或腹部。扫描层面要覆盖此示踪器，导航跟踪系统要能检测到示踪器标记点。如图3-6A，跟踪系统将能实时反映呼吸曲线，在图3-6A左侧，一个纵向色条反映了呼吸范围。通过图像处理自动检出的呼吸运动示踪

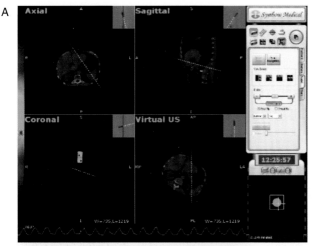

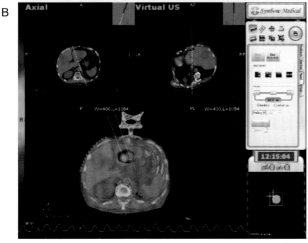

图3-6 Megrez®CT导航系统的Panasee®用户界面(新博医疗技术有限公司,北京)。(A)4个二维图像;(B)二维和三维界面窗口。界面中同时给出呼吸曲线及屏气位置等相关信息。

器在CT扫描屏气时的位置设置为色条的中间(绿色区域)。在导航介入治疗时,呼吸运动示踪器所代表的呼吸位置(这里用了一个小肺部图像标识)将在色条中上下运动。当呼吸位置接近CT屏气位置时,小肺部图像标识将接近色条中央的绿色区域点,而当呼吸运动幅度较大时,小标识将远离中央区域进入黄色甚至红色区域。借助这个呼吸反馈系统,医生可以训练患者,使其能在入针瞬间屏气到CT扫描屏气位置,大大提高定位精度。

(二)磁共振导航跟踪系统

与CT成像相比,磁共振拥有最佳的软组织对比度且可以直接获得斜切平面或真正地采集三维体图像。只要使用得当,磁共振对患者或医生没有任何危害。因此,磁共振系统在介入治疗中有巨大潜力。

　　磁共振导航跟踪系统(图3-7)包括一套磁共振成像设备、一台导航跟踪系统(在实时引导平台下一般只能是磁共振兼容的光学导航系统)及其示踪器等附件,以及扫描控制、输入、显示、通信等系统。对于理想的实时导航治疗系统,要求所有导航、输入、显示等设备为磁共振兼容设备,可以在屏蔽室内正常使用。

　　磁体封闭式磁共振系统可以通过离线导航方式引导治疗。在这种情况下,手术或介入治疗既可在屏蔽室内,也可以在与影像室相连接的手术室中实施。当需要磁共振扫描时,手术床可被移入磁共振磁体或磁共振系统可通过轨道移到手术床的位置。扫描完成后,手术床与磁共振系统分离,导航跟踪系统引导介入治疗。离线导航通过前面提到的注册示踪器实现注册配准过程。由于手术或介入治疗时手术床位置一般远离磁体或甚至不在屏蔽室内(磁场<0.5Gauss)且在非扫描时使用,导航跟踪设备可以为非磁共振兼容系统。在离线导航时,可被跟踪的探针或介入器械可以随意在体表滑动,图像可根据探针的位置自动重建以二维常规轴矢冠方位、以探针长轴位重建的二维虚拟超声平面或三维体绘制等方式显示。当需要根据不同方位重建时,原始数据最好为高分辨率的薄层图像。然而这对磁共振采集有一定的挑战性。受磁共振信号强度的限制,数据采集只能在扫描时间与层厚和分辨率几个方面根据临床的需求取折中点。当分辨率和层厚较粗时,重建的图像质量会交叉,影响导航精度。

　　幸运的是,开放式磁共振可以支持实时导航跟踪引导治疗。由于治疗中导航系统可以同步跟踪手术或介入器械,同时可以实时更新磁共振影像,通过二者的实时反馈可大大提高定位精准度。国际最早的一台全身磁共振导航治疗系统为哈佛大学医

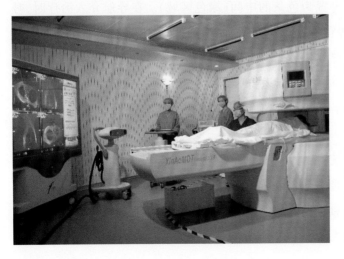

图3-7　具有实时交互引导的磁共振导航治疗系统(新博医疗技术有限公司,北京)。系统包括一台开放式磁共振(右)、一台光学跟踪系统(中左)、无线鼠标键盘(中)及一台大屏幕术中显示设备(左)。所有设备均具有磁共振兼容性能,即在磁共振扫描同时同步实施导航跟踪治疗。

学院附属BWH医院磁共振治疗室的0.5T Double-doughnut系统。此系统于1994年开始用于神经外科和多种微创介入治疗。开放式磁共振在连续扫描成像的同时,有足够的开放度使医生可以对病灶实施手术或介入治疗。

实时磁共振导航中最有优势的一个特点是磁共振成像平面对手术或介入器械(如穿刺针)的实时跟随。在实时磁共振导航治疗中,患者躺在磁体成像中心,医生通过开放的磁体空间实时手术或介入治疗。在治疗过程中,介入器械由示踪器指引通过跟踪系统实时获得其三维空间定位。这个定位信息实时传输到磁共振系统中,调整成像序列的旋转矩阵(位置和角度),使成像平面与介入器械长轴重合,并随着器械的运动而跟随调整成像平面。这种实时平面跟随方式有几个优点。首先是原始扫描平面即为医生需要的超声虚拟平面,无须重建,可真实地反映整个器械的空间占位,特别是可得到其针尖准确位置。其次,由于磁共振整体成像速度有限,基于此成像平面,序列可以选择器械所在平面前后3~7层(甚至仅1层)覆盖病灶靶点周边最有意义的区间和全部进针路径区间,在提高了整体成像速度同时保障了图像质量和安全性。利用快速序列,如EPI或SSFP等序列单层成像时间都可远远小于1秒钟,医生在入针前可以通过调整探针的位置获得实时的探针层面磁共振图像,可很好地确定入针点、入针路径和靶点位置。入针过程既可以实时跟踪,也可以在患者屏气情况下,快速达到靶点。一旦器械进入人体,大部分情况下,由于磁共振的敏感性伪影效果,器械占位也可在磁共振图像中显示,它与导航跟踪系统所确定的器械空间占位共同保障对器械的空间定位跟踪。由于实时磁共振反映的是人体最新的姿位和病灶等组织占位信息和实时的器械空间定位反馈,相比离线导航实时磁共振导航系统具有更高的定位精准度和提供更安全的定位和治疗。

由于磁共振系统适于全身成像,因此磁共振导航系统同样可以应用于全身各个部位的治疗引导,如肝脏、肾脏、胰腺、前列腺、子宫、头颈部、脊椎、乳腺、肺部、骨等。虽然磁共振对于部分人体部位,如肺部,通常并不经常用于诊断,但它还是可以用于治疗引导。如在进行肺癌治疗时,磁共振可以很好地显示胸壁、肿瘤,甚至血管信息。由于传统磁共振无法得到气管的图像,对于邻近大的气管和支气管肿瘤治疗有一定风险。未来新型的磁共振成像技术,如超极化惰性气体磁共振成像技术可以完美地展示所有气管的空腔占位,可以帮助肺癌治疗精准定位。经过20年的发展,目前商业用磁共振兼容治疗设备和耗材已经能以较合理的价格应用于临床。这些设备和耗材包括很多微创介入消融设备,如射频消融、冷冻消融、微波消融、激光消融、粒子植入、穿刺针、抽吸针、引流针等。

与CT导航相比,由于其交互的影像及定位信息实时反馈,磁共振导航具有更高的定位精准度,其更高的软组织对比度也大大提高病灶范围的界定及对正常组织和气管的保护。在介入治疗中,磁共振系统优于CT系统另一个重要原因是磁共振系统的治疗监控能力。由于磁共振系统对人体没有放射性或其他危害,在治疗过程中(如消融中),磁共振可以反复更新扫描病灶及周边区域,实时监控治疗范围(如对冷热消融的磁共振热成像)是否覆盖病灶且不伤及周边正常组织。

(三)超声导航跟踪系统

由于超声系统具有低成本和便捷使用等优点,超声是目前介入治疗最为广泛应用的一种影像设备。在传统超声介入治疗中,可以将一个介入器械引导器附在常规超声探头上保障介入器械(如穿刺针)能够沿着超声成像平面实施穿刺过程。穿刺路径的实时成像是提高超声介入治疗准确性和安全性的关键。然而,此种传统超声介入治疗有一些局限性,带来以下问题。首先,一般介入器械在超声影像中的占位显像较不清晰且器械的轮廓较模糊,有时无法精确判定器械头部的位置。其次,这种方式限制了介入器械的使用,只能通过引导器的固定路径穿刺,对其应用有一定的局限性。在临床应用中,如果穿刺路径不在超声成像平面内,由于无法监视进针路径,治疗过程会有风险。最后,超声图像的对比度与磁共振或CT相比相对较差,很多情况下无法判定病灶边界,无法保障治疗的有效性。

为了解决上述问题,导航跟踪技术可以集成到超声系统中,形成超声导航跟踪系统。一套超声导航跟踪系统(图3-8),包括超声系统、导航跟踪系统、示踪器、控制、显示等设备。在使用中,在超声探头上附着一个有6个DOF的示踪器来确定超声扫描平面的空间定位。另一个示踪器附着在介入器械上实时跟踪其空间定位。超声定位信息可以多种方式显示。图3-9为一种示例。左图为超声图像,其中黄色线是介入针在超声图像上的空间投影,其中实黄线表示介入针投影在超声成像平面前面的部分,虚黄线为其投影在超声成像平面后面的部分,而两条线段的交汇点为介入针延长线与超声成像平面组织的虚拟交汇点。若交汇点与预定靶点(红点)重合则表示介入针将按现有路径能准确命中靶点。同时如图3-9所示,一个绿色的圆圈半径可以表示针尖到靶点距离。随着介入针逐渐入针接近靶点,圆圈将逐渐缩小直到缩为一点表示针尖已经抵达靶点。图3-9B表示垂直与超声平面的剖面图。黑色线代表超声平面,红线为实际的介入针占位,黄色虚线为介入针的延长线及目前

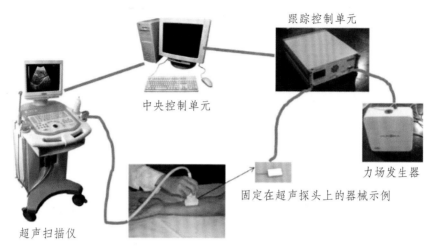

图3.8　基于电磁导航的超声导航系统示意图。

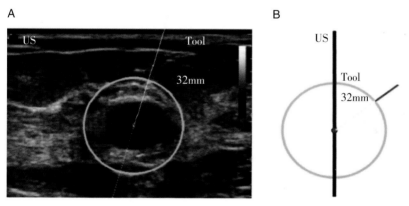

图3-9　超声引导定位两个垂直方向图形的显示方法。(A)左图中的黄实线代表针在超声平面前方的投影,黄虚线为针在超声平面后方的投影。(B)右图中的红线为针实际的空间占位,黄线为针的虚拟路径。US,表示超声成像平面;红点表示计划靶点位置;绿圆圈半径为针尖到靶点的实际距离。

的规划进针路径,红点为设置的靶点。通过图3-9,介入器械与靶点的空间关系可以非常清晰地呈现给医生。

　　为了解决超声软组织对比度差的问题,利用导航系统可以让实时超声与术前的磁共振或CT融合,更好地界定病灶区域。这对很多在超声图像上肿瘤边界不清晰的临床应用(如肝细胞癌消融治疗)有巨大意义。在超声融合其他影像导航中,根据超声成像平面的空间定位变化,导航系统自动斜切重建在术前采集磁共振或CT在超声平面的影像。超声与磁共振或CT自动融合显示。超声系统用于定位且用于呈现实时结果信息,而磁共振和CT可增强结构信息甚至是提供功能信息得到更好的病灶界面及周边组织信息。同时多普勒超声图像也可以作为额外的功能影像信息与磁共振或CT融合。

　　为了得到好的斜切重建图像,磁共振或CT需要薄层无间隔高分辨率采集。将术前磁共振或CT与人体注册也可利用前面提到的几种离线导航方式,如体表示踪器或人体自身的特征解剖结构点。这里在利用解剖结构点标识定位时,不要求标识定位点一定在体表。只要是在一些(原则上大于3个点)典型解剖结构点,同时在超声及磁共振或CT上可见,就可以依次点击配准完成注册。注册也可以通过全自动方式实现。由于超声探头附着示踪器,其空间位置随时可以记录。因此,当超声探头扫过人体时可形成一个超声体图像。这组超声体图像可与磁共振或CT根据其组织对比度特点进行自动注册配准。

　　超声导航治疗对于腹腔、盆腔的介入治疗非常方便。多普勒超声还可以得到血管的定位信息,避免介入治疗中伤及大血管。当然,超声导航治疗的可治疗部位还是较窄的,有一定局限性。而且人体的扭曲会降低磁共振或CT影像与超声影像的融合精度。

(四)多影像融合导航

　　目前,精准治疗的一个大的发展趋势是多影像融合导航。由于不同影像技术有各自独立的对比度,融合多种影像技术将能最大限度获得病灶与周边组织的精准界定,以及周边组织或器官的结构和功能信息。例如磁共振影像可以与超声、光学、CT或PET-CT融合获得最佳导航对比度和精度,提升治疗的有效性和安全性。

　　图3-10A为美国哈佛大学医学院附属布莱根妇女(BWH)医院的AMIGO手术室。整个手术室由3个相连的房间组成。中间为手术室,左边一间为一台PET-CT,右边一

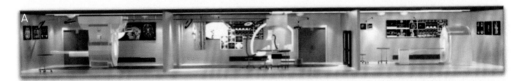

图3-10　美国哈佛大学医学院附属BWH医院AMGIO手术室。(A)由3间相连的3T磁共振扫描室、PET-CT室和中央手术室组成的多影像引导治疗手术室;(B)Megrez®导航系统(新博医疗技术有限公司,北京)在中央手术室实现多影像引导手术治疗;(C)Megrez®导航系统可独立与PET-CT系统实施微创介入治疗引导;(D)Megrez®导航一同可在磁共振扫描室完成术中实时导航引导治疗(待续)。

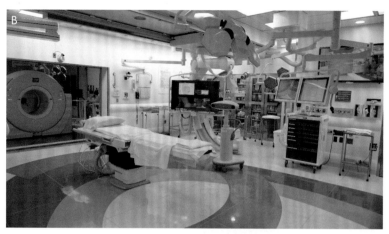

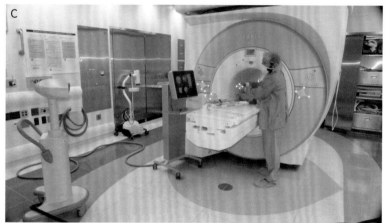

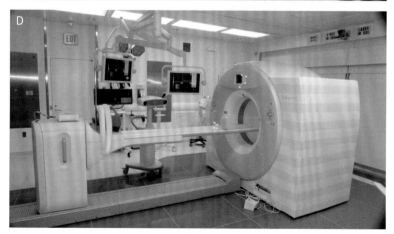

图3-10 美国哈佛大学医学院附属BWH医院AMGIO手术室(续)。

间为一套3T磁共振系统。手术室内有锥形CT系统、电子显微镜、超声设备、光学成像系统、各种监护系统和多种导航系统。特殊设计的手术床也为影像扫描床。磁共振可以通过房间顶部的轨道移入手术室进行扫描,手术床也可以与PET-CT连接,在PET-CT间实施扫描。依靠导航系统,磁共振、PET-CT及其他相关影像融合实现多影像融合导航。图3-10B为Magrez®导航系统(新博医疗技术有限公司,北京),在手术间手术床旁可实现多影像融合导航。图3-10C中Megrez®导航系统可在PET-CT间与PET-CT独立使用,完成PET-CT导航跟踪介入治疗。图3-10D为Megrez®导航系统在磁共振屏蔽室实现磁共振导航跟踪介入治疗。

(赵磊　周海燕)

第 **4** 章

人工智能在肿瘤
计量分析研究中的应用

一、计量分析方法和应用

在肿瘤应用研究中,人工智能的快速发展为计量分析提供了强大的工具和更多元的方法。计量分析是一种基于数据和统计的方法,旨在通过量化研究数据,发现模式和关联性,从而得出科学结论。本章将介绍在肿瘤研究领域中应用的计量分析方法和相关应用,以揭示人工智能在该领域中的潜力和价值。

(一)数据采集与研究方法

在人工智能在肿瘤应用研究的计量分析中,以下是一些相关的数据采集和研究方法。

1.文献数据采集

通过检索肿瘤相关的科学文献数据库,如PubMed、Web of Science等,收集人工智能在肿瘤应用研究领域相关的文献。可以使用关键词搜索、限定时间范围、限定文献类型等方式进行筛选和获取。

2.文献计量分析

对采集到的文献进行计量分析,包括文献数量统计、发表年限分布、研究机构、国家分布等。可以借助文献管理工具、文献分析软件或自行编写程序来进行数据提取和分析。

3.数据库和公共数据集

利用公开的肿瘤相关数据库和数据集(如TCGA、GEO等),获取基因组学、转录组学、蛋白质组学等多种类型的肿瘤数据。可以使用相应的API、查询工具或下载接口来获取所需数据。

4.影像数据采集

通过与医疗机构合作或使用公开的影像数据集,获取肿瘤影像数据,如CT、MRI、PET等。可以使用DICOM格式的数据进行存储和分析,或者借助第三方工具和平台进行数据获取。

5.数据预处理

对采集到的数据进行预处理,包括数据清洗、去噪、归一化、特征提取等步骤,以确保数据的质量和可用性。预处理方法可以根据数据类型和研究需求选择,如使用Python编程语言和相关库进行数据处理和转换。

6.数据分析与建模

应用数据分析和机器学习方法,对采集到的数据进行分析和建模。可以使用统计分析、机器学习算法、深度学习模型等进行数据挖掘和模式识别,以探索人工智能技术在肿瘤应用研究中的发展趋势、热点领域等。

7.结果可视化与解释

将分析和建模的结果进行可视化展示,以便更好地理解和传达研究结果。可以使用图表、图像、交互式可视化工具等方式,呈现数据分析的结果,并结合相关领域的知识对结果进行解释和讨论。

以上方法是人工智能在肿瘤应用研究的计量分析中常用的数据采集和研究方法。根据具体的研究目标和数据资源,可以选择合适的方法进行数据获取和分析。

(二)分析方法和应用领域

计量分析方法是人工智能在肿瘤应用研究中的核心部分,它通过处理和分析大规模的肿瘤数据,提取有价值的信息,为研究人员和临床医生提供决策支持。以下是一些常见的计量分析方法和应用领域。

1.数据挖掘和知识图谱构建

人工智能可以用于从大规模的肿瘤相关数据中挖掘有价值的信息,如基因表达数据、临床病例数据等。通过数据挖掘和知识图谱构建,可以揭示肿瘤的分子机制、病因病机、治疗方法等方面的关联和模式,为肿瘤研究提供重要的指导和洞见。

2.图像分析和诊断辅助

人工智能在癌症中最成熟的应用,是使用成像来诊断恶性肿瘤。Esteva等的开创性文章表明,训练后的深度神经网络,从皮肤病变的照片中检测出恶性病变的准确性与经过训练的皮肤科医生相媲美。深度神经网络通过训练可以自动分析许多不同癌症类型的放射学图像和数字化病理图像。通过深度学习和计算机视觉技术,对肿瘤影像数据进行自动分割、特征提取和分类,可以帮助医生准确地检测和诊断肿瘤。此外,还可以通过人工智能辅助医生进行肿瘤分期、预测患者预后等工作。目前,大多数食品和药物管理局批准的临床肿瘤学,人工智能应用程序主要用于解析医学影像数据。医学成像领域的快速发展促使人们需要研究图像特征、分子特征和临床结果之间的关联。表4-1和表4-2分别列出了近几年经国家药品监督管理局(NMPA)和美国FDA认证的基于深度学习的肿瘤相关人工智能医疗产品。

表4-1　经NMPA认证的基于深度学习的肿瘤相关人工智能医疗产品

时间	设备名称	适用癌症	功能	数据类型
2022年 5月2日	肺结节CT影像辅助检测软件("锐影"),上海杏脉信息科技有限公司	肺癌	用于肺部CT影像的显示、处理、测量和肺结节的病灶识别,通过自动处理胸部CT扫描影像,协助医生治疗和管理肺部磨玻璃结节,辅助用于肺癌早期筛查及风险评估	CT
2022年 4月29日	汇医慧影CT肺结节辅助诊断软件(HY-AIMI-CT3.0),慧影医疗科技(北京)股份有限公司	肺癌	产品能够快速自动识别并标记多类型结节病灶,提供量化信息以便于进行危险等级分类,并根据国际指南自动生成结节的结构化报告,辅助医生提高阅片效率	CT、 DR等
2022年 4月29日	肺结节CT影像辅助检测软件(LungDoc1.1),语坤(北京)网络科技有限公司	肺癌	产品主要用于胸部CT影像的显示、处理、测量和分析,针对胸部CT平扫数据进行影像重建,可对直径4mm及以上肺结节进行自动识别并分析结节影像学特征,形成带有结节标记的影像报告,从而辅助医生进行胸部疾病的诊断	CT
2021年 12月23日	肺结节CT影像辅助检测软件(Yitu_AICare_CT_Chest2.1),杭州依图医疗技术有限公司	肺癌	产品可检出肺部常见形态的绝大部分病变,如结节、肿块等,对其进行全面量化的智能分析与诊断,同时可检出纵隔病变及胸膜病变,为恶性病灶提供临床分期的影像学依据	CT
2021年 12月1日	放疗轮廓勾画软件(RT_Mind),北京医智影科技有限公司	乳腺癌、直肠癌、宫颈癌、食管癌等	产品用于放疗计划制定之前的靶区和危机器官的轮廓勾画	NR
2021年 11月18日	肺结节CT影像辅助分诊软件(Voxel Cloud Thorax),苏州体素信息科技有限公司	肺癌	产品可显示、测量和处理成年患者的肺部CT影像,辅助用于肺结节的分诊提示,在医疗机构供培训合格的医生使用,不能单独用作临床诊疗决策证据	CT

(待续)

表4-1　经NMPA认证的基于深度学习的肿瘤相关人工智能医疗产品(续)

时间	设备名称	适用癌症	功能	数据类型
2021年6月24日	肺结节CT影像辅助检测软件(uAI-Chest Care R001),上海联影智能医疗科技有限公司	肺癌	产品用于胸部CT影像的显示、处理、测量和分析,可对直径4mm及以上的肺结节进行自动识别,供经培训合格的医生使用,不能单独用作临床诊疗决策证据	CT
2021年4月28日	放疗轮廓勾画软件(ATPS-C1.0),北京全域医疗技术集团有限公司	NR	产品用于放疗计划制定之前的CT/MR、靶区和危及器官的轮廓勾画	CT/MR、PET/CT、CBCT/KVCT等多模态融合配准
2020年12月11日	肺结节CT影像辅助检测软件(InferRead CT Lung版本3),北京推想科技有限公司	肺癌	产品主要用于胸部CT影像的显示、处理、测量和分析,可对肺结节进行自动识别并分析结节影像学特征,供经培训合格的医生使用	CT

表4-2　经美国FDA认证的基于深度学习的肿瘤相关人工智能医疗产品

时间	设备名称	适用癌症	功能	数据类型
2021年4月23日	Canon Cartesion Prime (PCD-1000A/3) V10.8	NR	产品可结合PET和CT系统,用于肿瘤、心血管病、神经系统疾病的评估、检测、定位、诊断、分期、再分期、随访、治疗计划和治疗效果评估	CT、PET
2021年4月16日	DeepHealth Saige-Q	乳腺癌	产品可提取、处理和分析图像并提供信息,识别可疑图片,仅用于分诊和优先排序	FFDM、DBT
2021年3月31日	Siemens syngo. CT Lung CAD	肺癌	产品可协助放射科医生定位和测量肺部结节	MDCT
2021年3月19日	Vysioneer VBrain	脑癌	产品在MR图像上生成脑转移瘤、脑膜瘤和听神经瘤3种常见脑瘤的总肿瘤体积轮廓	MR

(待续)

表4-2 经美国FDA认证的基于深度学习的肿瘤相关人工智能医疗产品(续)

时间	设备名称	适用癌症	功能	数据类型
2021年3月5日	OptellumTM Virtual Nodule Clinic, OptellumTM Software, OptellumTM	肺癌	产品可检测肺部结节,辅助诊断	CT
2021年2月23日	MeVis Veolity	肺癌	产品可协助放射科医生检测实体肺部结节,可用于低剂量CT的肺癌筛查和诊断	CT
2021年1月14日	TheraPanacea ART-Plan	NR	产品可用于放疗靶区勾画	CT
2020年11月18日	Hologic Genius AI Detection	乳腺癌	产品可识别和标记异常区域	DBT
2020年11月17日	GE PROView	前列腺癌	产品可对病变区域进行测量并自动报告	MR
2020年11月6日	Siemens AI-Rad Companion	肺癌、肝细胞癌	产品可对肺部和肝脏病变区域分割	CT
2020年10月16日	Coreline AView LCS	肺癌	产品可审查、分析和报告胸部CT图像,对肺部结节进行特征描述,包括类型、位置、大小等	CT
2020年10月11日	Quantib Prostate	前列腺癌	产品可对病灶进行半自动分割、体积计算、自动PI-RADS分类	MR
2020年9月25日	GE Xeleris V Processing and Review Systems	肺癌、前列腺癌等	产品可用于医学图像的数据显示、图像处理、质量控制、量化分析,其中Q. Lung应用可评估肺功能,Exini Bone应用可评估前列腺癌的骨转移	SPECT、PET、CT、MR
2020年7月16日	Zebra HealthMammo	乳腺癌	产品可标记可疑图像,进行分诊和优先排序	2D FFDM
2020年3月25日	Therapixel Mammo Screen	乳腺癌	产品可标记筛查中的可疑病变区域	FFDM
2020年3月20日	GE Hepatic VCAR	肝细胞癌	产品可对肝脏病灶进行分割和测量	CT
2020年3月5日	ScreenPoint Transpara	乳腺癌	产品能够检测可疑病变区域,评估病变的可能性	FFDM

3.患者风险评估和个体化治疗

人工智能可以结合临床数据和基因组学数据，对患者的风险进行评估，并为个体化治疗提供指导。通过建立预测模型和机器学习算法，可以根据患者的特征预测肿瘤的发展趋势和治疗效果，为临床决策提供科学依据。如图4-1所示，患者的医疗数据在保证隐私安全的情况下可以成为机器学习的输入。

4.病理学研究

人工智能在病理学领域的研究也取得了诸多进展。例如，对乳腺癌进行分类，并估计其浸润程度、转移及HER2表达情况；区分前列腺组织的良恶性，并预测前列腺癌的Gleason评分；作为细胞病理的辅助诊断对宫颈液基薄层细胞进行TBS诊断等。

5.药物开发和筛选

人工智能可以在药物开发和筛选过程中发挥重要作用。随着技术的进步和计算机算力的提升，计算机辅助药物设计（CADD）中引入了一系列从机器学习到深度学习的人工智能算法。过去二十年间，涌现了许多用于计算药物发现、定量结构活性关系

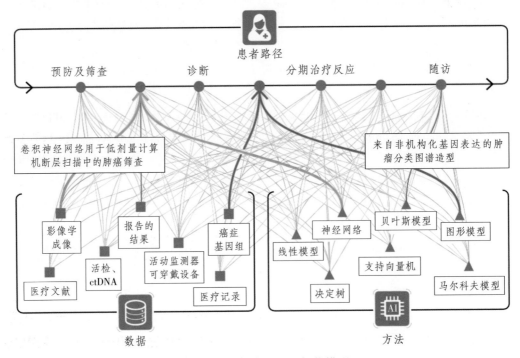

图4-1 针对肿瘤的人工智能模型。

（QSAR）和自由能最小化技术的工具。机器智能方法（如DT、RF、CNN、SVM、LSTM网络和梯度增强机）可用于区分复合细胞活性。以抗逆转录病毒疗法治疗艾滋病毒为例，研究人员Shen及其团队开发了一个名为AI-PRS的基于人工智能的平台。AI-PRS利用神经网络驱动的方法，通过抛物线响应曲线（PRS）将药物组合和剂量与治疗效果联系起来。在一项涉及10名人类免疫缺陷病毒（HIV）患者的研究中，研究人员通过联合使用替诺福韦、法韦伦和拉米夫定，并利用AI-PRS分析，发现替诺福韦的剂量可以减少起始剂量的33%而不会导致病毒复发。此外，在涉及人工智能和机器学习的自动药物发现方法的进展中，区分现有药物和新的化学结构变得更加简单。这使得化学科学家能够借助已发表的文献来合成新化合物。人工智能还可以用于设计新的抗肿瘤药物靶点和药物分子，为创新药物的开发提供支持。例如，研究人员Wu及其团队采用综合深度学习和RF的方法，设计了名为WDL-RF的模型，用于评估靶向配体的G蛋白偶联受体（GPCR）的生物活性。

随着技术不断发展，人工智能计量分析在肿瘤领域的应用前景将更加广阔。

二、交叉论文发表与趋势分析

近年来，人工智能在肿瘤医疗领域出现了越来越多的交叉研究，研究人员通过将人工智能应用于肿瘤研究，取得了显著的进展。

2021年Elemento等的一篇系统综述评估，探讨了人工智能在肿瘤研究、诊断和治疗方面的应用，包括检测和诊断癌症、亚型分类、优化癌症治疗和发现新的药物靶点。同年，Kumar等[KGS+21]对人工智能在癌症预测和诊断方面的应用进行了系统综述，包括深度学习和机器学习模型在处理这些具有挑战性的疾病方面提供了可靠、快速和有效的解决方案。2022年Zefeng Shen[ZJH+22]等通过文献计量学分析，总结了人工智能在肿瘤病理学方面的知识结构。作者从Web of Science Core Collection中选择了1999年至2021年与人工智能相关的肿瘤病理学出版物，并使用VOSviewer和Citespace进行了可视化的共同作者、共同引用和共现分析，包括国家、机构、作者、参考文献和关键词。根据研究结果，自1999年以来，关于人工智能在肿瘤病理学方面的论文数量一直在持续增长。美国在这一领域做出了最大的贡献，包括发表数量（1138篇，占41.34%）、H指数（85）和总引用次数（35 539次）。美国哈佛大学医学院是最高产的机构，Madabhushi Anant是最高产的作者，而Jemal Ahmedin是最多被引用的作者。*Scientific Reports*是最重要的期刊，而根据分析*Lecture Notes in Computer Science*是具有最高总链接强度的期刊。根据参考文献和关键词分析的结果,"乳腺癌组织病理学""卷积神经网络"和"组织病理学图像"被确定为未来主要的研究重点。

随着越来越多的研究人员投身这一领域,该领域出现了以下趋势。

(一)多模态数据融合

肿瘤研究涉及多种数据类型,如基因组数据、影像数据、临床数据等。近年来,越来越多的研究开始探索如何将不同数据模态进行融合分析,以提高肿瘤研究的准确性和综合性。例如,将基因组数据与影像数据相结合,通过联合分析可以更好地理解肿瘤的遗传特征和形态学特征之间的关系。

(二)强化学习的应用

强化学习是一种让智能体通过与环境的交互学习如何做出决策的技术。在肿瘤应用研究中,强化学习的应用逐渐增加。例如,在肿瘤治疗中,可以通过使用强化学习来优化化疗方案,使得患者获得更好的治疗效果和生存率。

(三)可解释性和可视化

随着人工智能在肿瘤应用研究中的广泛应用,对其结果的解释和可理解性变得更加重要。近年来,研究人员开始关注如何提高人工智能模型的可解释性,以便医生和研究人员能够理解模型的决策依据。此外,可视化技术在肿瘤研究中的应用也得到了增强,能够更直观地展示模型的输出结果和分析过程。

(四)迁移学习和跨领域研究

由于肿瘤研究所涉及的数据资源有限,近年来出现了越来越多的研究探索如何将从其他领域获得的知识和模型应用于肿瘤研究中。迁移学习和跨领域研究的方法被应用于利用已有数据和知识来解决肿瘤研究中的问题,从而提高研究效率和准确性。

(五)个性化医疗

人工智能在肿瘤应用研究中的发展趋势之一,是推动个性化医疗的实现。通过分析大规模的肿瘤数据和临床记录,结合个体患者的特征,可以为每个患者提供定制化的治疗方案。这种个性化医疗的趋势有助于提高治疗效果,并减少不必要的治疗。

综上所述,近年来人工智能技术在肿瘤应用研究的计量分析中呈现出多模态数据融合、强化学习的应用、可解释性和可视化、迁移学习和跨领域研究,以及个性化医疗等发展趋势。这些趋势将推动肿瘤研究的进展,并为未来的肿瘤治疗和管理提供更加精准和有效的方法。

三、期刊、国家/地区、作者、研究机构分析

肿瘤是指局部组织的细胞在基因水平上失去了对其生长的正常调控,导致细胞克隆性异常增生而形成的新生物,多表现为占位性块状病变。癌症作为一组复杂的、异质性的、流行的疾病,提供了一系列具有挑战性的诊断问题及多种模式的丰富数据,这使得临床肿瘤学成了机器学习中极具话题的领域。主流的方向是将机器学习与丰富的成像和分子数据与早期癌症检测、癌症进展监测和最佳治疗方案联系起来,可分为三个临床阶段。

(一)风险分层

风险分层的目标是识别癌症高风险患者,并优先进行筛选。了解患者患癌症的风险有助于癌症的早期发现和有效治疗。传统的癌症风险是依据患者的人口统计数据、家庭病史、遗传史等既往史进行判断,而基于医学图像的癌症风险预测方法,可以分为预测癌症风险的特征和直接预测癌症本身两大类。

预测癌症风险特征的方法中,最为典型的是乳腺癌的乳腺密度。为了改进深度学习对乳腺密度的评估,2019年Lehman等在乳房X线图像上训练了一个ResNet-18模型,用于预测临床常规评估的乳腺密度类别。ResNet-18是指残差神经网络18层,其中18层指带有权重的18层,包括卷积层和全连接层,不包括池化层和BN层,如图4-2所示。实验数据来源于2009年1月至2011年5月的39 272名女性,通过随机选择的58 894张乳房X线片,乳腺密度由12名从事乳腺成像的放射科医生遵循BI-RADS词典记录分为4类。训练集为41 479个随机选择的X线片,模型通过单个视图绘制图像,并通过共识密度将各个视图的密度评估汇总成整体评估。为得到训练集中所有图像的平均像素值和像素标准差,在预处理部分将每个图像的采样降至256×256像素,再将图像归一化,使其均值和单位方差为零。为了使得模型对图像中的翻转和旋转保持不变,作者使用图像的随机翻转和旋转进行数据增强以扩充训练集。即在图像加载到模型之前,以1/2的概率水平翻转,再以1/2的概率垂直翻转,再将图像随机旋转0°、90°、180°或270°,最后在-10到10之间随机旋转。当随机梯度下降并通过Adam优化器优化后,epoch为100,batch为32,学习率为$1e^{-4}$,dropout为0.4时模型表现最好。随后,2020年Dontchos等对该模型进行了验证,并通过不同地点放射科医生的验证展示了该模型提升乳房密度评估一致性的潜力。

相比于预测特征,深度学习更常用于直接预测癌症风险。Dembrower等表示由In-

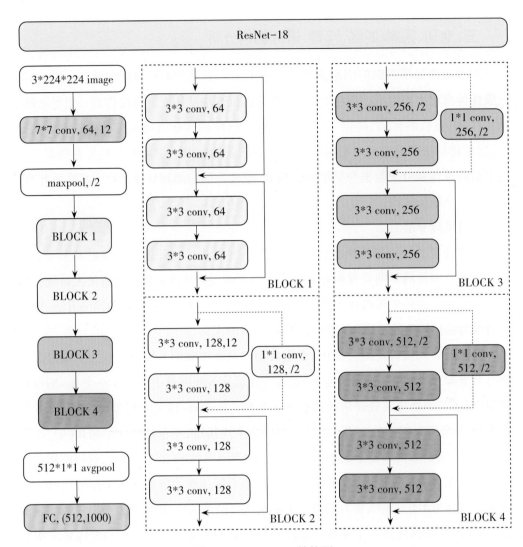

图4-2 ResNet-18结构图。

ception-ResNet-v2 CNN模型产生的乳腺癌风险评估预测风险比临床乳腺密度评估更准确。Yala等基于乳房X线图像生成的ResNet-18模型可以更好地预测女性在5年内患乳腺癌的可能性,该模型依次处理了4个标准乳房X线视图,并使用变压器网络将单个视图聚合到单个乳房X线片。Ha等设计的模型可以在图像水平和像素水平上预测风险,这意味着每个风险预测得分都在一个图像热图上,表明癌症最有可能发展的区域。

除了预测乳腺癌的风险分层,机器学习也被用到预测胸部X线的肺癌风险和预测前列腺癌风险。

（二）诊断

诊断癌症通常有两个步骤。首先患者要接受非入侵性成像，其次如果图像中有可能是癌症的可疑组织区域，则需要进行活检并送到病理学实验室，并在组织学成像下确认诊断。机器学习可以通过识别癌症是否存在的模式来提高这两个步骤的诊断准确性

通过将机器学习应用到非入侵性成像以检测癌症的迹象引起了许多研究者的关注。2017年Esteva等在 *Nature* 上发表的论文使用Inception v3模型对皮肤癌进行分类实验。作者收集了12万张皮肤癌图像，并由皮肤科医生打上类别标签。之后使用分类算法对收集的图像进行详细的分类，并在ImageNet预训练后在Google Inception v3进行训练，其构架如图4-3所示。

数据集由皮肤科医生标记的2032种疾病的树状分类组织图像组成，其中训练集为127 463张图像，测试集为1942张活检标记的图像，其组织图像如图4-4所示。其中，橙色表示恶性，绿色表示良性，黄色表示两者皆有可能，黑色表示黑色素瘤。

Esteva等使用分类法将2032种疾病划分为757个训练类（如无色素黑色素瘤和肢端青斑黑色素瘤），使用更精细的分类进行训练，从而提高粗略推理类的分类准确性，并使用九折交叉验证方法对验证集进行验证。首先，使用良性病变、恶性病变和非肿瘤性病变即第一级节点进行验证，总体准确率达到72.1%±0.9%，而两位皮肤科医生的准确率为65.66%和66.0%。其次，使用9类疾病分区即第二级节点进行验证，总体准确率达到55.4%±1.7%，而两位皮肤科医生的准确率分别为53.3%和55.0%。

在上述基础上，该文对两种皮肤癌进行分类实验，即角质形成细胞癌对良性脂溢性角化病，以及恶性黑色素瘤对普通的痣。在21位经过认证的皮肤科医生的监督下，测试了模型在活检证实的临床图像上的性能，而该模型在这两个任务上的表现都达到了所有测试专家的水平。

病理样本通常用苏木精和伊红染色，有病理学家评估以确定初步的癌症诊断。而病理图像所使用的WSI图像分辨率较高，所以在处理WSI时，通常会将一张WSI图像分为若干小切片进行训练。计算病理学的大多数工作是应用监督学习对WSI内的小切片进行分类，这通常需要专业病理学家在像素级进行大量注释。由于数据标注困难，数据集较小等问题，2019年Campanella等使用slide-level级诊断并基于MIL的弱监督方式来训练前列腺癌、乳腺癌和其他癌症的深度学习模型，该模型可以让病理学家排除65%~75%的载玻片并以100%的灵敏度识别癌症。

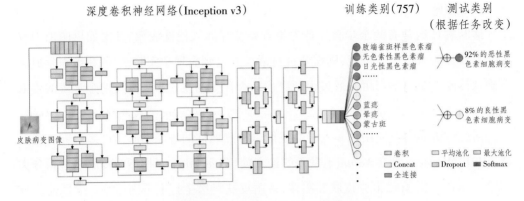

图4-3　Inception v3 CNN模型。

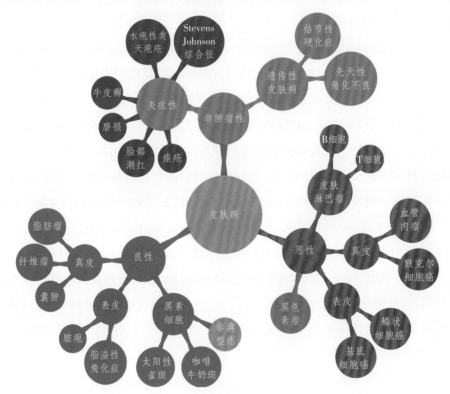

图4-4　皮肤病树状分类组织图像。

为了帮助临床医生提供额外的诊断信息,深度学习模型预测的不仅仅是二元癌症和无癌症标签。例如,在病发原因不明的癌症病例中确定适当的诊断和治疗计划以推断癌症的起源。Lu等在H&E图像上训练了一个基于ResNet-50的模型,以识别肿瘤的病发或转移性,并在18个不同的原发来源中预测其起源位置,训练结果的前3名预测准确率超过90%。

(三)预后和治疗计划

诊断癌症后,医生需要对患者确定预后和选择最佳治疗方法。由于预后和治疗选择都取决于癌症的特点,许多机器学习方法可以通过预测肿瘤特征(如癌症亚型或突变状态)来间接地帮助预后和治疗选择。肿瘤特征可以基于图像的机器学习模型来预测。机器学习模型已被用于预测肿瘤的亚型或分级,如前列腺癌的Gleason分级。Esteva等在模型中融合了组织学切片和临床数据的信息,用于预测5年和10年肿瘤转移的可能性。

Courtiol等使用深度模型对间皮瘤进行预后。首先在几百张人工标注的组织学图像上训练U-Net CNN模型,并将整个切片组织学图像分成小的图像块,保留所有根据U-Net模型预测包含至少20%组织的图像块。之后通过迁移学习,在ImageNet图像识别任务上对ResNet-50 CNN进行训练,使之预测每个图片的分数。最高的10分和最低的10分被传递给每一个神经网络,以此预测患者的生存时间。使用基于Cox比例风险模型的损失函数,在2300张图片上对ResNet-50模型和神经网络进行联合训练。

规划放疗计划是一个耗时的过程,Mclntosh等根据从CT图像中提取的特征学习的相似性度量,和与当前患者最相似的先前患者的治疗方案学习到的模型生成了前列腺癌放射性治疗方案。在他们对50例患者的前瞻性研究中,61%的时间选择了机器学习生成的计划,并将放疗计划时间减少了60%,平均时间从118小时减少到了47小时。

四、研究主题演化分析

近年来,人工智能在肿瘤应用研究的计量分析领域呈现出一系列的演化趋势,以下是一些主要的演化方向。

(一)研究兴趣的增长

人工智能在肿瘤应用研究领域的兴趣不断增长。研究人员对于利用人工智能技术解决肿瘤领域的挑战和问题的兴趣不断提高。体现在相关学术出版物数量的增加和研究人员合作网络的扩展上。根据Web of Science数据库的相关关键词检索,2012年至今人工智能在肺癌领域发表相关文献共1940篇,2018年至2021年处于快速发展阶段,2012年国际发文仅21篇,2021年发文量高达730篇。而CNN在肿瘤影像诊断应用领域公开发表的文献也是在2018年至2021年呈现较快增长,在2021年取得最大的发文量为362篇,预计未来一段时间增长的趋势将进一步保持,这表明越来越多研究人员关注该领域。其中,中山大学39篇、上海交通大学29篇、中国科学院29篇、复旦大学21篇、美国哈佛大学医学院20篇。中国在该领域贡献了最多的文献量,5个主要研究机构贡献者中有4个是中国的医学研究机构,说明过去10年间中国在开展CNN肿瘤影像诊断领域的研究工作中具有强大的核心竞争力。

(二)研究方法的多样性

随着技术的进步和研究的深入,人工智能在肿瘤应用研究的计量分析中采用的方法越来越多样化。早期主要集中在基于机器学习的方法,其中大多数方法用于处理表格数据,其中每个数据点都有一组用于预测标签的明确特征,如患者年龄或基因突变状态。而近年来计量分析中处理表格数据的需求增加(如图像、图数据或序列数据),深度学习方法的应用也逐渐增加(如CNN、循环神经网络RNN、图神经网络GNN等)。同时,也涌现出更多的数据挖掘、自然语言处理、图像处理等技术的应用。

(三)数据资源的增加

随着科技的发展和数据共享的促进,肿瘤应用研究所需的数据资源不断增加。公共数据库和共享数据集的建立和更新,如TCGA、GEO等,为研究人员提供了丰富的肿瘤数据资源。TCGA指癌症基因组图谱计划,是目前最大的癌症基因信息数据库。TCGA的全面不仅体现在众多癌型上,它覆盖了33种癌症类型,超过30 000例肿瘤样本,超过20 000个基因的表达信息。TCGA的全面还体现在多组学数据上,包括基因表达数据、miRNA表达数据、拷贝数变异、DNA甲基化等。GEO是美国国立生物技术信息中心NCBI创建并维护的基因表达数据库,收录了世界各国研究机构提交的高通量基因表达数据。GEO最开始建立时主要是表达芯片数据,之后随着数据库的流行,逐渐扩展业务到许多其他的高通量数据(如甲基化、染色质结构、基因组-蛋白交互作用等)。这使得人工智能在肿瘤应用研究中的计量分析更具可行性和广泛性。

(四)多模态数据的整合

肿瘤研究中的数据不再局限于单一模态,而是涉及多种类型的数据,如基因组数据、影像数据、临床数据等。除了处理医学影像数据外,人工智能技术还被用于分子癌症诊断领域中。用于分子癌症诊断的常见分子数据集包括循环无细胞DNA、甲基化状态和片段组学,分子数据库从全基因组测序、单细胞转录组学和实体肿瘤活检的大量RNA测序中产生。人工智能在肿瘤应用研究的计量分析中,越来越多地关注如何整合和融合多模态数据,以提高肿瘤的诊断、预测和治疗效果。

(五)实践应用的增加

人工智能在肿瘤应用研究中的计量分析不仅仅停留在学术研究阶段,还逐渐应用于临床实践中。一些研究成果已经得到转化,成为肿瘤诊断、治疗决策和预后评估等临床工具的一部分。从 NMPA 公布的人工智能医疗器械的获批情况可以看出,2020年来已经有超过 20 款产品获得 NMPA 认证,10 余款基于深度学习技术并可应用于肿瘤领域,主要集中在颅内肿瘤、肺结节等领域。与之相比,美国 FDA 认证的基于深度学习的人工智能医疗产品覆盖的癌症种类更多,以肺癌和乳腺癌为主,还包括前列腺癌、脑癌、肝细胞癌等。这种实践应用的增加有助于进一步验证和改进人工智能技术在肿瘤应用研究中的计量分析方法。

综上所述,近年来人工智能在肿瘤应用研究的计量分析领域呈现出研究兴趣的增长、研究方法的多样性、数据资源的增加、多模态数据的整合、实践应用的增加等演化趋势。这些趋势推动了人工智能在肿瘤研究中的应用和发展。

五、主要人工智能技术分析

在肿瘤应用研究的计量分析中,采用的人工智能技术主要包括以下几个方面。

(一)机器学习

机器学习是人工智能的一个重要分支,可以应用于肿瘤应用研究的计量分析中。早期的机器学习方法使用手工制作的图像特征,如肿瘤形状或纹理异质性,将从图像中提取的这些特征作为机器学习模型的输入。常见的机器学习算法包括支持向量机(SVM)、RF、逻辑回归等。RF 由一组决策树组成,每个决策树都是基于训练数据构建的,以对输入特征做出一系列二进制决策,最终预测数据点的标签。SVM 算法在输入特征定义的坐标系中学习一条直线或多维超平面,将数据点分为两类。通过训练模型和使用大量的肿瘤数据,可以进行肿瘤预测、分类、诊断等任务。

(二)深度学习

深度学习是机器学习的一个分支,其基于人工神经网络模型,能够处理更复杂的数据和任务。深度学习模型可以自动从图像中学习特征,从而减少了费力制作图像特征的步骤。在肿瘤应用研究中,深度学习方法如 CNN、循环神经网络(RNN)等,被广泛应用于肿瘤图像分析、基因组学数据分析等领域。随着 GPU 的可用性和功能的不断提高,深度学习算法的应用逐渐增加,其核心组件是一个神经网络,由一层或多层神经元组成,这些单元计算输入加权和,由最后一层神经元进行输出预测。为了处理非表格数据,神经网络的结构被修改以适应所需的数据类型。CNN通过扫描图像以寻找模式,早期识别低级特征(如边缘),后期识别高级特征(如肿瘤形态)。GNN首先对图中每个节点和边的基本特征进行编码,神经网络层在图中传递信息,以更新节点和边的表示,最后预测图的标签。RNN处理序列数据(如基因序列或一系列图像),通过对序列中的每个对象应用相同的神经网络层,并保持以往的对象记忆。每一类模型都有许多特定的模型构架,如CNN的ResNet或U-Net,RNN的LSTM或GRU。

(三)自然语言处理

自然语言处理(NLP)是处理和理解人类语言的技术,可以应用于肿瘤应用研究中的文本数据分析。通过NLP技术,可以对大量的文献、临床记录和病例报告进行文本挖掘、实体识别、关系提取等任务,从中提取肿瘤相关信息。在医学影像中,使用NLP的总体目标是挖掘诊断报告中的结构化信息,并将其应用于临床诊治过程。根据信息提取的对象和目的不同。NLP可用于患者个体信息分析、患者群体信息分析、医学影像流程信息分析等。

(四)图像处理

肿瘤应用研究中的图像数据(如CT、MRI、PET等)可以通过图像处理技术进行分析。例如,利用计算机视觉和图像分割技术,可以自动识别和定位肿瘤区域,进行肿瘤边界分割、病变检测等任务。

(五)数据挖掘

数据挖掘是从大量数据中发现模式、关联和趋势的过程。在肿瘤应用研究中,数据挖掘技术可以用于挖掘基因组数据、临床数据和大规模肿瘤数据库中的潜在知识。例如,通过关联规则挖掘,可以发现基因突变和药物反应之间的关系。

这些人工智能在肿瘤应用研究的计量分析中相互结合和应用,可以帮助研究人员处理和分析大规模的肿瘤数据,提取有价值的信息,并促进肿瘤的诊断、治疗和研究进展。

(龚征)

参考文献

[1]Elemento O, Leslie C, Lundin J, et al. Artificial intelligence in cancer research, diagnosis and therapy[J]. Nat Rev Cancer. 2021 Dec;21(12):747-752.

[2]Esteva A, Kuprel B, Novoa RA, et al. Dermatologist-level classification of skin cancer

with deep neural networks. Nature[J]. 2017 Feb 2;542(7639):115-118.

[3]Zhu X, Li X, Ong K, et al. Hybrid AI-assistive diagnostic model permits rapid TBS classification of cervical liquid-based thin-layer cell smears[J]. Nat Commun, 2021, 12(1): 3541.

[4]Shen Y, Liu T, Chen J, et al . Harnessing artificial intelligence to optimize long-term maintenance dosing for antiretroviral-naive adults with HIV-1 Infection[J]. Adv Ther 3:1900114.

[5]Lehman, C. D., Yala, A., Schuster, T., et al. Mammographic Breast Density Assessment Using Deep Learning: Clinical Implementation[J]. *Radiology, 290*(1), 52 - 58.

[6]Dontchos, B. N., Yala, A., Barzilay, R., Xiang, et al. External validation of a deep learning model for predicting mammographic breast density in routine clinical practice[J]. Academic Radiology, 28(4), 475-480.

[7]Dembrower, K., Liu, Y., Azizpour, H., et al. Comparison of a deep learning risk score and standard mammographic density score for breast cancer risk prediction[J]. Radiology, 294(2), 265-272.

[8]Yala, A., Mikhael, P. G., et al. Toward robust mammography-based models for breast cancer risk[J]. Science Translational Medicine, 13(578), eaba4373.

[9]Ha, R., Chang, P., Karcich, J., et al. Convolutional neural network based breast cancer risk stratification using a mammographic dataset[J]. Academic radiology, 26(4), 544-549.

[10]Lu, M. T., Raghu, V. K., Mayrhofer, T., et al. Deep learning using chest radiographs to identify high-risk smokers for lung cancer screening computed tomography: development and validation of a prediction model[J]. Annals of Internal Medicine, 173(9), 704-713.

[11]Varghese, B., Chen, F., Hwang, D., et al. Objective risk stratification of prostate cancer using machine learning and radiomics applied to multiparametric magnetic resonance images[J]. In Proceedings of the 11th ACM International Conference on Bioinformatics, Computational Biology and Health Informatics (pp. 1-10).

[12]Campanella, G., Hanna, M. G., Geneslaw, L., et al. Clinical-grade computational pathology using weakly supervised deep learning on whole slide images[J]. Nature medicine, 25(8), 1301-1309.

[13]Lu, M. Y., Chen, T. Y., Williamson, D. F., et al. AI-based pathology predicts origins for cancers of unknown primary[J]. Nature, 594(7861), 106-110.

[14]Bulten, W., Pinckaers, H., van Boven, H., et al. Automated deep-learning system for Gleason grading of prostate cancer using biopsies: a diagnostic study[J]. The Lancet Oncology, 21 (2), 233-241.

[15]Esteva, A., Feng, J., van der Wal, D., et al. Prostate cancer therapy personalization via multi-modal deep learning on randomized phase III clinical trials[J]. NPJ Digital Medicine, 5 (1), 71.

[16]Courtiol, P., Maussion, C., Moarii, M., et al. Deep learning-based classification of meso-

thelioma improves prediction of patient outcome[J]. Nature medicine, 25(10), 1519-1525.

[17]McIntosh, C., Conroy, L., Tjong, M. C., et al. Clinical integration of machine learning for curative-intent radiation treatment of patients with prostate cancer[J]. Nature medicine, 27(6), 999-1005.

[18]Kumar Y, Gupta S, Singla R, et al. A Systematic Review of Artificial Intelligence Techniques in Cancer Prediction and Diagnosis. Arch Comput Methods Eng[J]. 2022;29(4):2043-2070.

[19]Shen Z, Hu J, Wu H, et al. Global research trends and foci of artificial intelligence-based tumor pathology: a scientometric study[J]. J Transl Med. 2022 Sep 6;20(1):409.

第 5 章

基于光学定位系统和深度相机的经皮肝穿刺导航

一、技术概述

介入消融(IA)包括射频消融、微波消融、冰冻消融等,是治疗肝细胞癌的一种重要的治疗手段。介入消融具有组织创伤小、安全有效和操作简单的特点,它是通过将针状电极经皮穿入肿瘤的位置后,通过电极传输能量(热量、微波或冷冻)来破坏肿瘤组织,从而达到肿瘤失活的目的。介入消融治疗肝细胞癌的关键步骤是将电极准确定位至肝脏肿瘤区域,这一步骤通常需要在CT图像或超声图像的引导下进行,单针操作对象一般为直径小于或等于3cm大小的病灶。

用于引导穿刺的CT图像具有分辨率高、解剖结构清晰、成像视野大等优点,但无法实时成像以更新穿刺针的位置,且CT扫描过程中患者需要暴露于X射线辐射中。传统介入消融手术操作中存在CT多次照射,肿瘤需要尝试多次穿刺的缺点。

手术导航可以在CT图像引导下,通过手术规划的穿刺路径引导医生进行精准穿刺。本章基于光学定位系统和深度相机,将CT图像自动分割的术前肿瘤、肝静脉、肝动脉、门静脉模型和术中获取的腹部表面点云相结合,利用深度学习点云配准方法,实现术前术中空间坐标系统的配准对齐,研发一种图像引导肝穿刺的导航系统,并经过体模和动物实验验证系统的精度,证明系统的有效性。基于该导航系统可以增强穿刺过程外科医生对肿瘤周边解剖结构信息的感知,提高穿刺精度和手术安全性。

二、经皮肝穿刺导航系统概述

本章研发的导航系统以CT图像为基础。对穿刺导航来说,需要实时获取穿刺/消融针针尖的空间位置信息,并在CT图像空间中进行可视化,将穿刺过程中针尖的物理位置与姿态实时映射至CT图像上引导穿刺。这里涉及两个关键的坐标空间,一个是术前CT图像所确定的坐标系,另一个是穿刺针或消融针所在的物理空间坐标系。两个不同的坐标空间位置信息的对齐通过配准算法实现,这也是图像引导系统的关键环节。

在实现图像空间和物理空间配置时,需要在术前图像和术中场景中寻找对应的特征信息,然后基于这些信息进行匹配,获得两个坐标空间之间的变换。以介入消融手术的导航系统为例,通常采用基于标记点的配准方法,即CT图像扫描前,在患者腹部表面粘贴若干个可在CT图像上显影的标记点,导航前分别在CT图像和腹部表面选取标记点,再基于所选取的标记点坐标信息,采用最小二乘标记点配准算法计算变换矩阵。在CT图像上选择标记点或用定位系统跟踪的穿刺针取点时,不可避免地会引入误差,即标记点定位误差(FLE),该误差会影响配准的精度。无标记点或点云配准算法是经皮穿刺导航系统采用的另一种配准方法,即引入术中成像装置用于获取腹部表面的点云信息,作为物理空间坐标系中的实体对象,并与术前CT图像中分割重建的模型配准,得到导航的配准矩阵。相比于标记点配准算法,基于点云的配准干预少、可实现自动配准。

经典点云配准算法是迭代最近点(ICP)算法,通过迭代进行对应性估计和变换优化,寻找最优的空间变换。但是,当输入数据的初始化不当时,ICP算法容易陷入局部极小值的困境,而且算法对噪声较为敏感,性能会因为噪声的影响而下降。全局最优化算法Go-ICP(Yang et al.,2013)将分支界定法集成至经典ICP算法中,全局搜索最优的空间变换,有效减缓了对算法初始值的依赖程度,但是算法执行的效率较低。近年来,基于深度学习的点云配准算法在计算机视觉领域发展迅速,从简化导航系统交互的角度出发,本章将基于深度学习网络的点云配准算法介绍穿刺导航系统。

随着三维成像技术的快速发展,获取术中三维信息越来越便捷,成本也越来越低。研究人员在手术导航系统中使用不同的三维扫描装置获取术中手术对象的点云信息,包括三维激光扫描、结构光成像、飞行时间法(ToF)相机等。例如,基于微软二代Kinect®相机(其原理为ToF)的经皮穿刺导航系统(Xiao et al.,2016),就是利用二代Kinect相机生成术中点云信息,再用于导航配准。

(一)穿刺导航系统设计

根据上述分析,本章提出的图像引导穿刺导航系统与各个实体对象之间的关系如图5-1所示。

从系统实现的角度来看,本章的经皮肝穿刺导航系统可以分为术前图像分割重建、导航定位跟踪、深度相机点云采集、点云配准和导航可视化5个部分。其中,术前图像分割重建是在经皮肝穿刺导航之前采集CT图像,对图像采用自动算法分割出感兴趣的器官、病灶或组织,并重建成三维模型的过程。本章实验的分割建模环节是利用MITK开源软件(https://mitk.org)进行处理的。以下内容重点阐述导航系统其他过程的实现细节。

图5-2中的CT图像坐标系 C_{image} 在成像后是不变的,从CT图像分割重建的三维模型定义在 C_{image} 中,光学定位系统坐标系记为 $C_{tracker}$。在整个经皮穿刺手术导航的过程中,光学定位设备可以保证固定不动,所以 $C_{tracker}$ 同样是不变的坐标系。深度相机在术

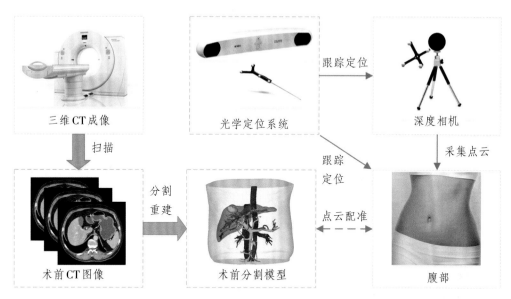

图 5-1　基于点云配准的穿刺导航系统实体对象关系图。

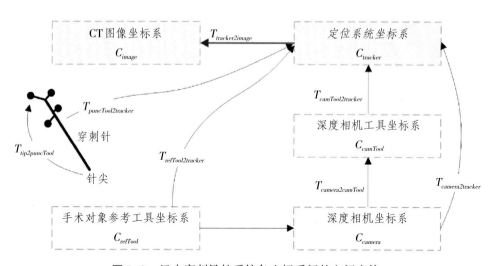

图 5-2　经皮穿刺导航系统各坐标系间的空间变换。

中采集点云数据时,为了获取最佳的成像角度,一般会对其进行位置调整,深度相机坐标系 C_{camera} 相对于光学定位系统的坐标系 $C_{tracker}$ 而言,会发生相对位置的改变。所以,需要固定一个可被光学定位系统跟踪的工具在深度相机上,确保该工具与深度相机之间相对固定,利用这个工具就可以建立起深度相机采集的点云与光学定位系统之间的联系,即深度相机上的定位工具坐标系为 $C_{camTool}$。此外,手术对象(患者)所在的物理空间,同样需要固定一个定位工具,确保该工具与手术对象之间的位置相对静止,即固定于手术对象上的工具局部坐标系为 $C_{camTool}$。

定位工具由 3 个或以上的红外反光小球按一定的几何分布组成(图 5-3),不同工具上的红外反光小球的几何分布不一样。从定位系统发射的红外光照射反光小球,经定位系统采集小球形成的光点图像,并检测每个小球的空间位置及几何分布,计算出定位工具在光学定位系统坐标系 $C_{tracker}$ 上的三维坐标和姿态。为了跟踪穿刺针空间位置信息,需要在其末端固定一个定位工具(图 5-3),该工具固定后与穿刺针针尖的相对位置保持相对静止,不会随着穿刺过程的变化而变化,因此就可以通过这个工具间接来捕获穿刺针针尖的位置信息。穿刺针的针尖与定位工具之间存在一个刚体变换,记为 $T_{tip2puncTool}$,该变换是由支点校准过程获得。

(二)穿刺工具支点校准

穿刺过程中感兴趣的是穿刺针针尖在定位系统坐标系下的空间位置,而光学定位系统跟踪的是穿刺针上固定的定位工具,针尖与定位工具间的变换 $T_{tip2puncTool}$ 可以通过将针尖固定在某个空间点上(图 5-4),然后旋转针体,利用光学定位系统捕获旋转过程中针体不同姿态下的位姿信息,如图 5-4 中的 $[R_i, t_i]$ 和 $[R_j, t_j]$。

考虑针体旋转过程中定位工具的某个姿态 $[R_i, t_i]$,该值由光学定位系统实时获取,为已知量。针尖到定位工具的平移量(图 5-4 所示的紫色虚线)记为 t_{tip},固定支点在光学定位系统坐标系下的平移量记为 t_{fixed}。那么 $[R_i, t_i]$、t_{tip} 和 t_{fixed} 三者之间刚好构成一个变换的闭环,因此可以得出关系式:

$$R_i t_{tip} + t_i = t_{fixed} \tag{5-1}$$

上式一共有 6 个未知参数,要解该方程则至少需要构造 3 个类似式(5-1)的不

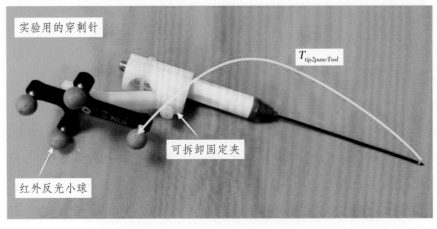

图 5-3 用于穿刺试验的穿刺针。

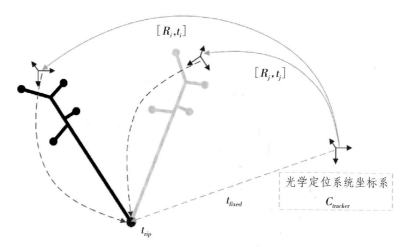

图 5-4　支点校准示意图。

同姿态的等式。所以,在固定针尖支点的前提下,旋转针体,同时通过光学定位系统采集不同姿态下的位姿,构造出以下的超方程组,并利用最小二乘法求解 t_{tip} 和 t_{fixed} 的值。

$$\begin{bmatrix} R_0 & -1 \\ \vdots & \\ R_n & -1 \end{bmatrix} \begin{bmatrix} t_{tip} \\ t_{fixed} \end{bmatrix} = \begin{bmatrix} -t_0 \\ \vdots \\ -t_n \end{bmatrix} \tag{5-2}$$

得出针尖与定位工具间的平移分量后(图 5-2 中的 $T_{tip2puncTool}$),即可将定位系统跟踪的工具位姿信息变换至针尖,间接获得穿刺针针尖在定位系统坐标系下的三维坐标信息,实现对针尖的跟踪定位。

(三)深度相机手眼校准

考虑深度相机坐标系 C_{camera},对于光学定位系统来说,深度相机是不可见的,因此要跟踪深度相机在定位系统坐标系下的位姿信息,同样需要在深度相机上固定一个定位工具,即该工具的局部坐标系为 $C_{camTool}$。图 5-5 显示的是实验中采用的深度相机、定位工具及用于固定定位工具的三维打印组件。

引入深度相机定位工具后,深度相机与该工具之间就存在一个空间变换,记为 $T_{camera2camTool}$ $T_{camera2camTool}$。定位工具固定后,$T_{camera2camTool}$ 的值也随之固定下来。从图 5-6B 可以看出,由于定位工具到定位系统坐标系的变换 $T_{camTool2tracker}$ 可以直接获得,为已知量,那么如果能事先确定出 $T_{camera2camTool}$ 的值,深度相机采集的点云就能够变换至定位系统坐标系中,可见于下式。

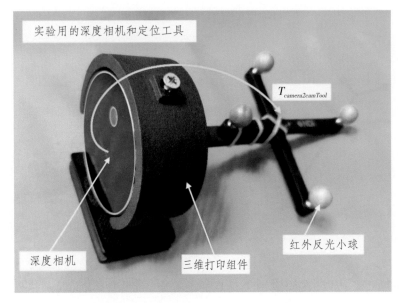

图5-5　深度相机及定位工具实物图。

$$T_{camTool2tracker} \cdot T_{camera2camTool} \cdot P_{camera} = P_{tracker} \qquad (5\text{-}3)$$

上式中的 P_{camera} 和 $P_{tracker}$ 分别表示深度相机和定位系统坐标系下的点,所以应先求解 $T_{camera2camTool}$。如果把深度相机看作是"眼睛",把深度相机上的定位工具看作是"手",那么求解变换 $T_{camera2camTool}$ 的过程,也称为"手眼校准",对应的变换 $T_{camera2camTool}$ 即为深度相机的手眼变换。

为此,我们通过一个校准板,在板上随机粘贴若干个标记点,如图5-6所示,固定光学定位系统和深度相机的位置,然后分别在定位系统坐标系和深度相机坐标系下获取这些标记点的坐标值 $P_{tracker}$ 和 P_{camera},再采用标记点配准算法计算定位系统坐标系和深度相机坐标系之间的空间变换 $T_{camera2tracker}$。那么 $T_{camera2tracker}$、$T_{camera2tracker}$、$T_{camTool2tracker}$ 和 $T_{camera2camTool}$ 三者之间有以下关系式。

$$T_{camera2camTool}^{-1} \cdot T_{camTool2tracker}^{-1} \cdot T_{camera2tracker} = I \qquad (5\text{-}4)$$

所以,深度相机坐标系与其上的定位工具之间的空间变换为以下关系式。

$$T_{camera2camTool} = T_{camTool2tracker}^{-1} \cdot T_{camera2tracker} \qquad (5\text{-}5)$$

至此,图5-2中的空间变换就仅剩下定位系统坐标系与术前CT图像坐标系之间的变换 $T_{tracker2image}$ 未知。通过深度相机的手眼变换,$T_{camera2camTool}$ 可以将深度相机采集的点云信息变换至光学定位系统坐标系中。另外,由术前CT图像分割重建的模型,可以采样获得CT图像坐标系下的点云。因此,基于点云配准算法即可计算出空间变

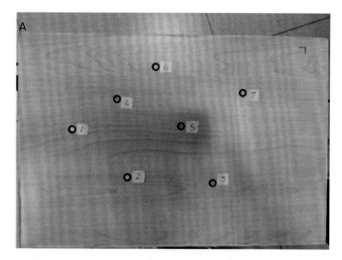

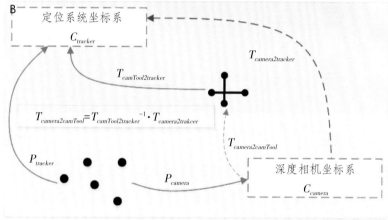

图5-6 求解深度相机手眼校准变换图。

换 $T_{tracker2image}$。

(四)点云配准

术前CT图像经分割重建后,可得到皮肤、肝脏、血管、肿瘤等模型数据。对于介入消融手术而言,在导航配准时,由于术中深度相机只能获取表面信息,所以不考虑体内器官的模型数据,只能选取皮肤表面作为配准对象。以患者进行介入消融手术时所采取的仰卧位为例,深度相机只能采集到腹部区域的点云。因此,对术前CT皮肤模型也只截取皮肤中的腹部表面采样点云。本章采用患者腹部CT图像重建模型的点云数据作为术前点云数据,采用深度相机采集的患者腹部表面点云数据作为术中点云数据,如图5-7和图5-8所示。

在将术前点云和术中点云进行配准时,由于气腹、呼吸、体位等因素的影响,患者

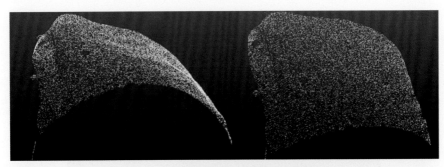

图5-7 术前的腹部CT点云(比格犬)。

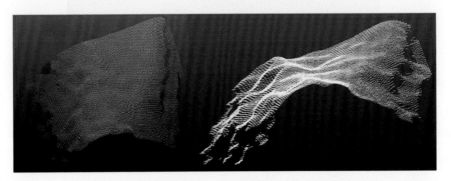

图5-8 深度相机采集的术中腹部表面点云(比格犬)。

的腹部会发生形变,并且会随着呼吸进行起伏,导致术前腹部CT点云数据与术中腹部点云难以精确匹配。同时,患者腹部表面比较光滑,不同身材、体形的患者腹部表面的特征各有不同,难以找到数量足够的普适性腹部表面特征点,因此在点云中手动提取特征点较为困难。此外,在使用深度相机对患者腹部进行点云采集的过程中,由于采集精度及空间因素的影响,在术中点云数据中通常会存在较多的噪声和异常值,对点云的配准精度会造成较大影响。

为解决上述问题,本章提出利用局部特征和全局特征对腹部点云进行特征提取与表示,利用特征过滤模块将点云中的噪声与异常值去掉,最终配准结果显示在导航系统中。医生可以通过导航系统中的配准结果规划穿刺路径,并移动穿刺针来实时观测穿刺位置是否准确。本章提出了一种针对腹部表面的点云配准方法,提取出点云的局部特征与全局特征,利用特征过滤模块去掉特征不具备描述性的点,以获得最终用于配准的点云特征。

1. 网络结构

网络结构如图5-9所示,采用四元数q和平移向量t来表示点云的空间变换,首先

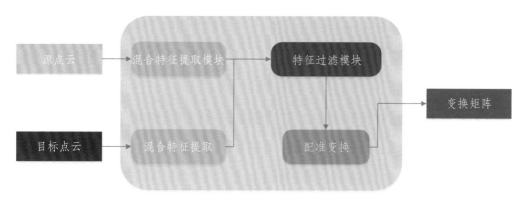

图5-9　基于混合特征和特征过滤的腹部表面点云配准网络结构。

源点云 X 和目标点云 Y 通过特征提取模块,得到 X^i 和 Y^i 的局部特征 f_X^i、f_Y^i,局部特征扩展经由卷积网络扩展为全局特征,得到 X^i 和 Y^i 的全局特征 F_X^i、F_Y^i。然后 X^i 的局部特征 f_X^i、全局特征 F_X^i,Y^i 的局部特征 f_Y^i 和全局特征 F_Y^i 分别融合,得到 X^i 的混合特征 g_X^i,以及 Y^i 的混合特征 g_Y^i。g_X^i 与 g_Y^i 进入特征过滤模块,去除掉不具备描述性的特征,得到最终的配准计算特征 d_X^i、d_Y^i,输入配准变换模块,得到最终的空间变换 $\{q^i,t^i\}$。

2.特征提取模块

本章中的特征提取模块由混合特征提取模块和全局特征提取模块两部分组成。混合特征主要关注点云的局部信息;全局特征具有更宽广的视野,能关注到点云的整体结构。将两者结合能够同时关注点云的局部信息和整体结构,能够有效地提高点云的配准精度,避免陷入局部最优的错误状态。

OMNet(Xu et al. 2021)中点云的混合特征仅包含点云的空间坐标信息,容易丢失一些有利于配准的空间几何特征,本章参考RPMnet(Yew et al. 2020)中的特征提取方式,利用学习到的混合特征代替点云的空间坐标。点云的混合特征 fX 包含点的空间坐标、与相邻点的距离及局部的几何特征。对于点云 X 中的点 X_i,设其邻域为 $N(X_i)$,则其混合特征 fX_i 表示如下。

$$fX_i = f\left(X_i, \left\{\triangle X_{i,j}\right\}, \left\{PDF(X_i, X_j)\right\}\right) \otimes M_X^{i-1} \tag{5-6}$$

其中 $f(\cdot)$ 表示一个多层感知器网络,用于提取点云的混合特征,$X_j \in N(X_i)$,M_X^{i-1} 表示上一轮迭代所得的重叠掩膜,而 $\triangle X_{i,j}$ 表示将邻域点减去质心点之后转换为局部的相邻点,可采取以下形式表示。

$$\triangle X_{i,j} = X_j - X_i \tag{5-7}$$

$PDF(X_i, X_j)$ 表示 X_j 与 X_i 之间的四维点对空间特征(PPF)(Rusu et al. 2009, Deng et al. 2018),n_i 和 n_j 表示点 X_i 与 X_j 的法向量,可采取以下形式表示。

$$PDF(X_i, X_j) = \left(\angle(n_i, \triangle X_{i,j}), \angle(n_j, \triangle X_{i,j}), \angle\left(n_i, n_j, \left\| \triangle X_{i,j} \right\|_2\right) \right) \quad (5\text{-}8)$$

在混合特征提取模块中,首先 X_i 的邻域 $N(X_i)$ 内所有点的特征转换为 $\left(X_i, \{\triangle X_{i,j}\}, \{PDF(X_i, X_j)\}\right)$ 形式的 10-D 特征向量,然后通过一系列卷积层、最大池化层和输出卷积层,得到点 X_i 最终的特征向量 fX_i。

点云 X 的全局特征由其局部混合特征扩展得到,相比于 OMNet 中采用点云 X 的坐标提取全局特征,利用各点混合特征集能够过滤掉部分冗余信息,使提取到的全局特征更具代表性。在获得第 i 轮迭代中,点云 X 内所有点的混合特征 f_X^i 后,混合特征集被送入一个 3 层卷积网络中,扩展至 1024-D,然后与上一轮迭代得到的重叠掩膜 M_X^{i-1} 相乘并经过一个最大池化层,得到最终的全局特征 F_X^i 如下。

$$F_X^i = max\{M_X^{i-1} \otimes f_X^i\} \quad (5\text{-}9)$$

源点云 X 的局部特征 f_X^i、全局特征 F_X^i,经过 3 个卷积层,得到 512 维源点云 X 的混合特征 d_X^i,同理得到目标点云 Y 的混合特征 d_Y^i。

然后,根据点云 X 和 Y 的局部特征与全局特征,计算出对应的置信分数 S_X^i、S_Y^i,用于标记该点在另一点云中存在对应点的可能性,置信分数 S_X^i、S_Y^i 如下:

$$S_X^i = f\left(f_X^i \oplus F_X^i \oplus F_Y^i \oplus \left(F_X^i - F_Y^i\right)\right) \quad (5\text{-}10)$$

$$S_Y^i = f\left(f_Y^i \oplus F_Y^i \oplus F_X^i \oplus \left(F_Y^i - F_X^i\right)\right) \quad (5\text{-}11)$$

其中 $f(\cdot)$ 包含 3 个卷积层和一个 softmax 函数,点云的特征在送入 $f(\cdot)$ 之前已经扩展至相同的维数。

3. 特征过滤模块

在得到点云的混合特征 d_X^i、d_Y^i,以及置信分数 S_X^i、S_Y^i 之后,利用特征过滤模块,置信度较低的点与点特征从源点云中去除掉。在源点云 X 中可能存在点在 Y 中没有对应点的情况,即存在噪声或异常值的干扰,因此可采用特征过滤模块将这部分特征过滤掉,能够有效提高算法的配准精度。

首先,根据点云的置信分数 S_X^i、S_Y^i,选取前 top-N 个点作为预选点集 X_{t1}^i,然后进行特征匹配,进一步去除特征不具备描述性的点,以获得最终的代表点集 X_{t2}^i 如下。

$$X_{t2}^{'} = X_{t1}^{'} \left[\arg max \left(\max \left(d_{X_{t1}^{'}}^{i} \cdot d_{Y}^{i^{T}} \right) \right) \right]_{top-prob} \tag{5-12}$$

其中 $top-prob$ 指按一定比例得到的置信分数最高的指数。

在得到新的源点云点集 $X_{t2}^{'}$ 之后,我们将其作为最终的源点云,与目标点云 Y 进行配准计算,得到最终的配准变换 $\{q^{i}, t^{i}\}$。

4. 损失函数

损失函数主要为监督配准精度的空间变换损失,表示为采用源点云分别经过真值变换 $\{q_{gt}, t_{gt}\}$ 和预测变换 $\{q_{pred}, t_{pred}\}$ 后的点对之间的 l_1 距离。最终的空间变换损失 l_{reg} 表示为以下形式。

$$l_{reg} = \frac{1}{J} \sum_{j}^{J} \left| \left(q_{gt} X_j + t_{gt} \right) - \left(q_{pred} X_j + t_{pred} \right) \right| \tag{5-13}$$

其中 X_j 表示源点云,$\{q_{gt}, t_{gt}\}$ 表示变换真值,$\{q_{pred}, t_{pred}\}$ 表示预测变换。

5. 训练数据及设置

ModelNet40 数据集(Wu et al. 2015)是一个广泛用于三维形状识别和分类任务的公共数据集。它包含 12 311 个模型,分为 40 个类别,每个类别大约有 300 个模型。这些模型是从各种 CAD 软件和网上获取的免费模型库中收集而来的,包括椅子、桌子、沙发、灯、音响、杯子等,其中每个模型都是以 OBJ 格式存储的,可以转换为点云和体素表示。其中,点云表示包含 12 个方向的均匀采样点,每个点由 3 个坐标值 x、y、z 组成。体素表示包含 30×30×30 的体素网格,每个体素表示为一个二进制值,表示该体素内是否存在物体。

这个数据集被广泛用于评估三维形状分类和检索算法的性能,由于该数据集种类繁多,且干净整洁,目前有不少利用点云进行深度学习的研究人员都在使用 ModelNet40 作为训练和测试所使用的公开数据集。

本章采用 Qi 等(Qi et al. 2017)处理过的 ModelNet40 数据集作为训练集,每个类别分为训练数据集和测试数据集,前 20 个类别用于训练和验证,其余类别用于测试。最终的训练集包含 4194 个数据,验证集包含 1002 个数据,测试集包含 1146 个数据。本章在上述源点云中加入 [0, 45°] 范围内的随机旋转角度和 [-0.5m, 0.5m] 范围内的随机平移,转化为目标点云。然后,采用动物实验采集到的比格犬腹部点云数据进行训练微调。

训练阶段,本章在源点云中添加了随机的旋转角度和平移来生成目标点云,旋转角度范围为[0, 45°],平移范围为[−0.5m, 0.5m],以及从 N(0, 0.012)采样并剪切到[−0.05, 0.05]的高斯噪声。使用 Adam(Kingma et al. 2014)优化器对网络模型进行了 1500 个 epoch 的训练,然后在比格犬的腹部数据上进行了 500 个 epoch 的训练。初始学习率为 0.0001,每 50 epoch 下降一半,权重衰减值为 0.00001。训练 batch-size 设置为 64,测试 batch-size 设置为 256。获得点云配准模型,最后将该模型集成至 MITK 中。

(五)穿刺导航可视化

本章经皮肝穿刺导航基于 MITK 开源框架实现,导航界面根据介入科医生的操作习惯,采用向导式程序界面设计,穿刺导航程序的用户图形界面如图 5-10 所示。穿刺开始时,穿刺针尖与手术规划路径的入口点间的距离实时显示于界面上,当针尖在入口点预设的有效范围内,程序界面以绿色标识提示可开始穿刺。穿刺过程中,二维视图和三维视图同步显示当前针尖的位置,并实时刷新针尖与手术规划的肿瘤靶点及穿刺路径的距离和角度信息。当穿刺针到达肿瘤质心预设的边界范围内时,程序界面再次给出显著的绿色标识,提示术者穿刺完成。

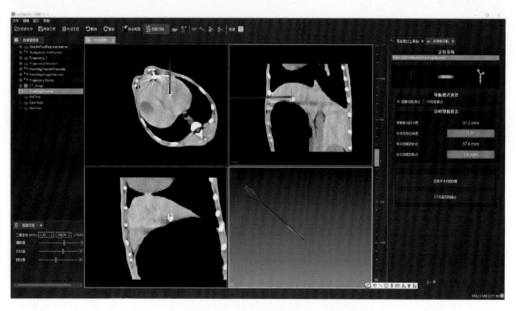

图5-10 经皮穿刺导航系统的用户程序界面。

三、实验验证

(一)深度相机手眼校准

针对深度相机的手眼校准包括以下实验过程。

● 固定光学定位工具到深度相机上,定位工具固定在某个位置后,保证其与深度相机之间相对静止,如果两者之间的空间位置发生变化,则需要重新进行深度相机的手眼校准。

● 将校准板放置在深度相机和光学定位系统的可视范围内。

● 在深度相机坐标系下分别选取若干个标记点的坐标。

● 在定位系统空间下,分别选取与上一步对应的标记点坐标。

● 基于标记点配准算法,求解深度相机坐标系下与光学定位系统坐标系下的点集之间的空间变换。

● 记录固定于深度相机上的定位工具姿态。

● 根据公式(5-5)求解出手眼校准变换 $T_{camera2camTool}$。

实验中在标定板上粘贴了7个标记点,其中4个用于计算深度相机的手眼校准变换,另外3个用于验证深度相机手眼校准变换的精度,即靶点配准误差(TRE)。深度相机手眼校准实验的结果如表5-1所示,表中计算的标记点和评估TRE的标记点是指校准板上的标记点序号,用于深度相机手眼校准的标记点分布如图5-6A所示。深度相机手眼校准选用TRE最小的结果,即TRE为1.8mm所对应的手眼矩阵作为体模实验和动物实验的结果。

(二)体模和动物实验验证

为了验证系统的有效性和导航精度,我们直接采用腹部体模和活体动物(比格犬)进行穿刺精度的验证。实验的步骤如图5-11所示。

表5-1　深度相机手眼校准精度评估

组数	计算的标记点	评估TRE的标记点	FRE(mm)	TRE(mm)
1	1、2、3、7	4、5、6	2.6	2.2
2	1、2、3、6	4、5、7	2.5	2.1
3	2、3、4、7	1、5、6	2.3	2.9
4	1、3、4、7	2、5、6	2.7	1.8
5	1、3、6、7	2、4、5	2.4	2.2

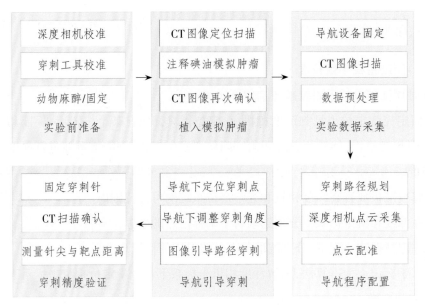

图 5-11 穿刺导航实验的步骤。

1. 实验器材

实验过程中涉及以下实验器材。

- 多层 CT 扫描仪。
- 木板及绑带,用于固定实验动物的体位。
- 手术刀、手术剪、穿刺针等。
- 注射器、麻醉剂(戊巴比妥钠等)、CT 造影剂、手术缝线等。
- 笔记本电脑 2 台、U 盘、移动光驱、移动硬盘。
- Polaris Spectra 光学定位导航系统,以及附属的跟踪工具和固定装置。
- 穿刺针定位跟踪工具 4 个、红外反光小球、标记贴、校准板。
- Realsense L515 深度相机。
- 穿刺导航软件。

2. 实验步骤

(1)实验前实验动物及其他准备工作。

①实验前对实验动物进行常规检查,确保实验动物的生理指标正常。②实验动物的双侧静脉在实验前提前打上留置针并固定好,将用于实验过程中 CT 造影剂的注射。③实验对象在手术前须有 8 小时以上禁食期,2 小时以上禁止饮水,并在进入手术室前,对其进行消毒。④对每个实验动物做好编号,实验动物进入手术室前称

量体重,进行常规检查并做好记录。⑤导航系统进行校准及相关的配置,保存配置文件。

(2)实验动物的麻醉与固定。

①采用动物耳缘作为静脉给药途径,使用戊巴比妥钠(15mg/kg)进行注射麻醉。在注射麻醉前,首先进行肌肉注射酚磺乙胺(25mg/kg)和皮下注射阿托品(0.04mg/kg)。待麻醉生效后15分钟,缓慢给予剂量为总剂量的二分之一的戊巴比妥钠。②将麻醉后的实验动物仰卧放置在CT扫描床上,并将其四肢固定。③对实验动物术部进行去毛,生理盐水湿润术部,用剃毛刀顺被毛方向剃毛,并且用化学方法对手术区的皮肤进行消毒(用2.5%~3.0%碘酊涂擦腹部皮肤,待其自然干燥后,再以70%酒精分两次将碘酊擦净)。④摆放并连接导航仪器,调整导航设备的位置,并对导航系统做跟踪测试,确保手术实施区域在光学跟踪系统的视野范围内。

(3)人工肿瘤植入。

本次实验拟采用碘油模拟人工肿瘤。在实验动物进行麻醉和固定后,向实验动物的肝实质打入6~8mL的碘油,形成一个类球形的区域,作为穿刺目标。

(4)第1次CT图像扫描。

①固定好实验动物,注射完碘油后,在实验动物的腹部表面不规则地粘贴5个标记点,按顺时针方向记好每个点的编号和位置,粘贴的标记点是为了验证配准的精度。在实验动物的腹部表面头侧和脚侧方向,分别放置两个标记点,用于标识图像裁切的范围。②扫描一次CT图像,目的是确定人工肿瘤的位置和形态是否符合实验要求。本次实验对碘油模拟的人工肿瘤要求位于肝实质内,形态尽可能为球状区域。③如果人工肿瘤符合要求,则进入下一步操作;如果不符合,则调整注射位置,再扫描CT图像,直至符合要求。④从CT设备中导出第1次扫描的CT图像,做好数据的归类存档备份操作。

(5)CT图像预处理。

第1次扫描的CT图像导出后进行处理,从CT图像中提取出实验动物的腹部表面和标记点信息,并做好处理结果的存档归类。

(6)术前路径规划和导航软件设置。

①将CT图像导入导航软件中,并规划穿刺路径,保存穿刺路径文件。②术中采集标记点的坐标,并保存标记点文件,这些标记点将用于实验后导航系统配准精度的计算,这个标记点是使用针尖在标记点上获取的坐标点,将作为金标准数据来评估点云

配准算法的误差。③术中点云数据采集,并做好处理结果的存档归类。④术中点云配准,保存配准的空间变换矩阵,用于实验后的回顾性分析。

(7)开始导航。

在导航软件的引导下,进行穿刺操作。

(8)第2次CT图像扫描

①穿刺完成后,进行第2次的CT图像扫描,用于评估导航系统最终的穿刺精度。②从CT设备中导出第2次扫描的CT图像,做好数据的归类存档备份操作。

(9)结束实验过程。

实验后的处理工作,包括动物处理、现场卫生打扫、消毒等。

(10)数据收集。

①CT成像设备的性能指标和扫描参数设置的记录。②保存从CT设备导出的原始DVD光盘。③记录导航过程每个步骤产生的中间数据。④实验场景图片和视频采集。

3. 实验肿瘤设置

实验采用的腹部体模为美国Computerized Imaging Reference Systems(CIRS)公司的腹部体模(型号为Model 071B),如图5-12所示。该体模内部已经设置有用于穿刺的模拟肿瘤模型,不需要额外的人工植入。

动物实验时,由专业的介入科医生在CT图像的引导下,向肝实质中注射6~8ml的碘油,形成一定大小的高信号区域,作为人造肿瘤。碘油注射完毕后,再次扫描CT图像,并基于该图像进行模拟肿瘤、器官、皮肤的分割重建,并将皮肤与深度相机采集的点云进行配准。同时,将重建的肿瘤模型质心作为穿刺路径的靶点,在CT图像上选择穿刺的入口点,形成穿刺路径。然后,在导航系统的引导下进行穿刺操作。需要注意的是,为了防止穿刺完成后,穿刺针因为杠杆效应导致针尖摆动,影响后续扫描CT图像时出现针尖位置变化,我们将穿刺针穿入一块橡皮,穿刺结束后用橡皮来固定穿刺针,防止针尖摆动。体模和动物实验均在CT室中进行,方便穿刺后立即采集图像,实验的场景如图5-13所示。

4. 路径规划与穿刺

在进行路径规划与穿刺之前,首先利用点云配准算法,将CT图像分割得到的比格犬腹部表面点云数据与深度相机采集的腹部点云进行配准。在路径规划时,穿刺路径的靶点设置为重建后的肿瘤模型质心,同时在CT图像上选择合适的穿刺入口点,二

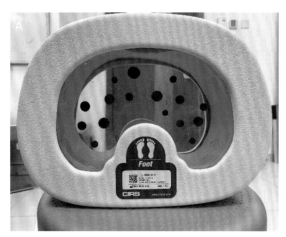
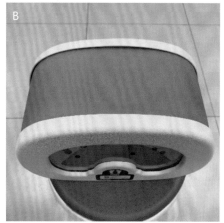

图 5-12　CIRS 腹部体模 Model 078。

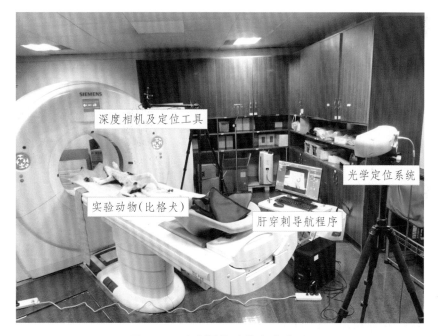

图 5-13　穿刺导航动物实验验证。

者相连形成穿刺路径。

　　导航配准后,医生在导航系统的引导下,严格按照规划的路径进行穿刺操作。穿刺完成后,固定好穿刺针的姿态和位置,进行 CT 图像扫描,然后由影像科医生在 CT 图像上标出针尖与肿瘤的位置,程序记录影像科医生选取的穿刺针针尖和肿瘤质心的三维坐标,计算出两点间的距离,该值即为穿刺导航最终的精度或误差。所有的体模和动物实验均在 CT 室中进行,方便穿刺后立即采集图像。

5.评估指标

主要采用的评估指标是TRE。(x_{gt}, y_{gt}, z_{gt})为肿瘤中心点X的坐标，$(x_{pred}, y_{pred}, z_{pred})$为穿刺针刺入后针尖的点坐标，表示为以下形式。

$$\text{TRE} = \sqrt{\left(x_{gt} - x_{pred}\right)^2 + \left(y_{gt} - y_{pred}\right)^2 + \left(z_{gt} - z_{pred}\right)^2} \tag{5-14}$$

6.实验结果

通过本章经皮肝穿刺导航系统引导，对腹部体模和比格犬分别进行了穿刺试验，图5-14和图5-15是本次实验（腹部体模、比格犬）的配准效果。

在腹部体模穿刺试验中，规划了6条不同方向和不同肿瘤靶点的穿刺路径。这些路径包括3条垂直方向和3条倾斜方向的穿刺路径。在经皮穿刺导航系统的指导下，

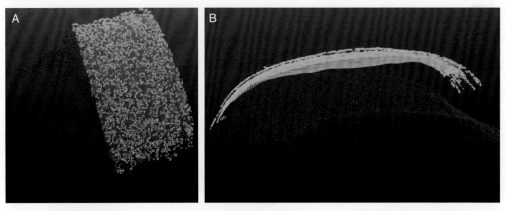

图5-14　腹部体模点云配准结果。红色为体模术前点云；蓝色为体模术中点云；绿色为配准变换后的术前点云。

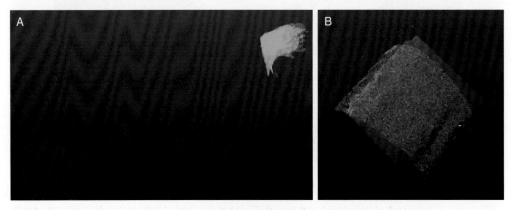

图5-15　比格犬腹部点云配准结果。红色为术前腹部点云；蓝色为术中腹部点云；绿色为配准变换后的术前点云。

重复进行6次不同的穿刺试验。图5-16展示了体模穿刺后的CT图像及相应的体绘制渲染结果。在腹部体模6次不同穿刺路径下,导航精度如表5-2所示,平均导航误差为2.8mm。

通过表5-2的数据可以明显地看出,垂直方向的导航穿刺结果比倾斜方向的误差小。这主要是由于穿刺后需要保持穿刺针的位置和姿态不变,再进行CT图像的扫描。相比之下,垂直方向的穿刺针更容易固定。此外,由于杠杆效应,穿刺后的CT图像扫描过程中,倾斜的穿刺针针尖容易出现摆动,导致倾斜方向的穿刺路径误差更大。为了减少穿刺完成后针尖因杠杆效应而摆动的影响,实验中将穿刺针穿过一块橡皮,穿刺结束后用橡皮来固定穿刺针,以防止针尖摆动,如图5-17所示。

在动物实验中,我们按照导航提示进行了穿刺操作并采集了CT图像,图5-17为动物实验中穿刺后采集的CT图像和体模绘制渲染的结果。通过影像科医生的标记,我们得到了针尖和肿瘤质心的三维坐标,并计算出经皮穿刺导航系统在活体比格犬的误差为3.02mm(图5-18)。

表5-2　体模不同穿刺路径下的导航精度(单位:mm)

路径	垂直方向	倾斜方向
1	2.6	3.1
2	2.5	3.1
3	2.1	3.3

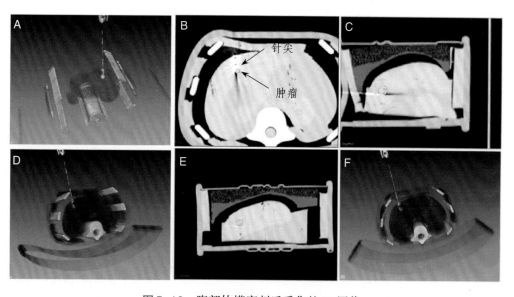

图5-16　腹部体模穿刺后采集的CT图像。

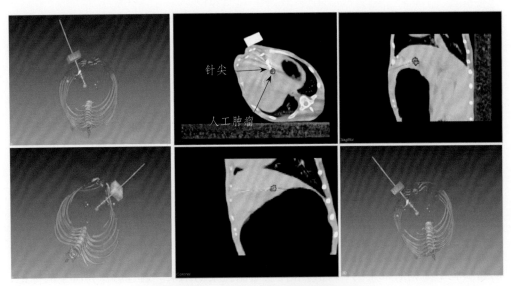

图5-17 比格犬穿刺后的CT图像。

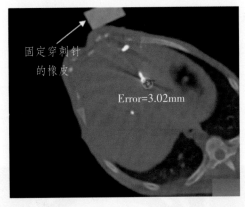

图5-18 穿刺针经橡皮固定后的穿刺CT图像的TRE计算。

四、结论

本章针对传统射频消融手术中存在需要多次穿刺定位的问题,引入光学定位系统和深度相机,研发了一种基于点云配准的经皮穿刺手术导航系统。通过将术前模型和术中获取的点云信息,针对介入消融术中腹部特征点不足、深度相机采集的点云存在大量噪声异常值的问题,本章提出了一种基于混合特征和特征过滤的腹部表面点云配准。将穿刺对象腹部的CT模型采集的点云作为术前点云,将采用深度相机采集到的穿刺对象腹部点云作为术中点云,配准结果显示在导航系统中。算法提取点云的局部特征和全局特征作为混合特征进行配准,并利用特征过滤模块将置信分数较低的点从点云中过滤掉，以排除异常值和噪声的干扰。

穿刺过程中，基于术前规划的路径，在图像引导下进行穿刺。开展体模和动物实验对穿刺导航系统的精度进行验证。实验结果是体模和活体动物上的精度分别为2.8mm和3.0mm，证明了系统的有效性。基于该导航系统可以增强穿刺过程外科医生对肿瘤周边解剖结构信息的感知，提高穿刺精度和介入消融操作安全性。

五、展望

本章介绍的导航系统虽然减少了手工标记点粘贴导致的复杂性，然而仍需要医生按照计算机屏幕导航规划的手术路径进行穿刺，仍然存在着手眼协调不一致的问题，未来将通过混合现实（MR）导航减少手眼协调不一致。另外，医生根据三维穿刺路径对齐仍然困难，可以通过机器人对齐进一步提高穿刺精度。对于呼吸导致的腹部表面刚体配准带来的误差，拟通过构建呼吸运动补偿模型，实现更为精准的物理-图像空间配准。最终，使经皮穿刺导航精度更好，操作更容易，使肝脏肿瘤消融更彻底，局部复发率降低。

（罗火灵　关培栋　张彦舫　贾富仓）

参考文献

[1]Yang J, Li H, Jia Y. Go-ICP: Solving 3d registration efficiently and globally optimally[J]. IEEE International Conference on Computer Vision (ICCV). 2013. 1457-1464.

[2]Xiao D, Luo H, Jia F, et al. A Kinect™ camera based navigation system for percutaneous abdominal puncture[J]. Physics in Medicine & Biology. 2016. 61(15): 5687-5705.

[3]Yew ZJ, Lee GH. RPM-net: Robust point matching using learned features. IEEE/CVF conference on Computer Vision and Pattern Recognition (CVPR)[J]. 2020. 11824-11833.

[4]Sinkhorn R. A relationship between arbitrary positive matrices and doubly stochastic matrices[J]. The Annals of Mathematical Statistics. 1964. 35(2): 876-879.

[5]Wu Z, Song S, Khosla A, et al. 3d shapenets: A deep representation for volumetric shapes[J]. IEEE conference on Computer Vision and Pattern Recognition (CVPR). 2015. 1912-1920.

[6]Rusu RB, Blodow N, Beetz M. Fast point feature histograms (FPFH) for 3D registration[J]. IEEE International Conference on Robotics and Automation (ICRA). 2009. 3212-3217.

[7]Deng H, Birdal T, Ilic S. PPFNet: Global context aware local features for robust 3d point matching[J]. Proceedings of the IEEE Conference on Computer Vision and Pattern Recognition (CVPR). 2018. 195-205.

[8]Kingma DP, Ba J. Adam: A method for stochastic optimization[J]. arXiv preprint arXiv: 1412.6980, 2014.

［9］Xu H, Liu S, Wang G, et al. OMNet: Learning overlapping mask for partial-to-partial point cloud registration［J］. Proceedings of the IEEE/CVF International Conference on Computer Vision (ICCV). 2021. 3132-3141.

［10］Qi CR, Su H, Mo K, et al. PointNet: Deep learning on point sets for 3d classification and segmentation［J］. Proceedings of the IEEE Conference on Computer Vision and Pattern Recognition (CVPR). 2017. 652-660.

第 **6** 章

人工智能引导粒子
治疗肝细胞癌

第 1 节 人工智能引导下放射性 粒子技术的创新与发展

肝细胞癌是全球范围内常见的恶性肿瘤之一,其治疗面临着巨大的挑战,特别是对于那些无法接受手术切除或传统放疗的患者,而放射性粒子植入作为一种新兴的治疗方法,正在逐渐成为肝细胞癌治疗领域的关键技术之一。放射性粒子植入,简称粒子植入,也可称为组织间插置放疗,是通过影像学引导技术(超声、CT、PET-CT、磁共振等)将具有放射性的核素直接植入到肿瘤靶体内或肿瘤周围,以利用其 γ 衰变产生的短距离 γ 射线对癌变细胞进行持续的"照射",使在粒子周围的癌变细胞遭受最大程度的损伤,而对于距离较远的正常组织细胞有较少损伤或没有损伤,其具有微创、消瘤效果好、精确性高、保护正常组织等优势,而常用的放射性核素包括钇-90、^{125}I 等。放射性粒子植入在肝细胞癌治疗中的主要优势包括以下方面。

●局部治疗。由于肝脏的特殊解剖结构和血液供应,手术切除对于一些患者可能不适用,而传统放疗则可能损伤周围健康组织。放射性粒子植入可以直接将放射性粒子送到肿瘤部位,减少对正常组织的损伤。

●个体化治疗。肝细胞癌的病理类型和肿瘤大小多样,而微粒子的射程和放射性强度可以根据肿瘤的特点进行调整,从而使得放射性粒子植入能够适应不同类型和大小的肿瘤。

●联合治疗和新辅助。放射性粒子植入可以与其他治疗方法如化疗、靶向治疗等联合应用,形成综合治疗方案。此外,它也可以作为手术前或手术后的新辅助治疗手段,减小肿瘤负荷,提高手术切除的成功率。

然而,粒子治疗技术在临床应用中仍存在不足,包括治疗计划制定难度大、穿刺精确度低、治疗体系不规范等,而精确的计划、合理的剂量分布、精准穿刺是保证粒子治疗疗效的 3 大关键要素,只有对这些关键因素进行准确把控才能实现精确控制粒子的射程和放射性剂量分布,以确保肿瘤组织得到足够的放疗剂量,并使周围健康组织受到最小的损害。而人工智能的引入为解决这些问题提供了新的可能性,人工智能进一步提升了剂量设计分布、针道设计规划水平,打破了粒子植入术中计划费时费力的瓶颈。

人工智能通过学习优秀成熟的放疗医生和物理治疗师的经验,能够高效地制定治疗计划。人工智能通过自动融合MR、CT、PET多模态影像,从初始计划设计、在线自适应治疗过程,到治疗监测,可以大幅度提高工作效率。人工智能主要包括以下优势。

● 高效处理医学影像资料。医学影像在放射性粒子技术中起着关键作用,能够帮助医生判断病变情况、指导治疗计划等。传统的方法对影像进行靶区勾画需要耗费大量的人力及时间,而人工智能在医学影像处理中的应用可以加速图像重建、提高图像质量、大幅度提高效率,从而提升医生的诊断准确性。深度学习技术能够从大量医学影像数据中学习特征,识别异常情况,帮助医生更快速地做出决策。

● 优化治疗计划。放射性粒子治疗计划的制定需要考虑病变的位置、形状、大小等多个因素。人工智能可以通过分析患者的影像数据,结合临床信息,优化治疗计划,提高治疗效果,减少对健康组织的损伤。这种个性化的治疗计划能够更好地满足患者的需求。

● 放射性粒子追踪与监测。放射性粒子的追踪与监测对于核能产业的安全及环境保护至关重要。人工智能可以帮助分析放射性核素的传播路径、浓度分布,并预测可能的影响范围。这对于事故应急响应和环境风险评估具有重要意义。

综上所述,我们认为放射性粒子植入作为肝细胞癌治疗的一种新兴技术,具有巨大的潜力。人工智能可以帮助医生更好地实现射程控制、剂量分配、临床证据积累等问题的解决。未来,在人工智能引导下放射性粒子技术有望在肝细胞癌治疗中发挥更重要的作用,为患者提供更加个体化和有效的治疗选择。同时,合理的临床试验设计和数据共享也将促进该技术的进一步推广和应用。

(罗火灵　关培栋　张彦舫　贾富仓)

第2节　导航联合三维打印技术

导航技术如计算机辅助导航(CAS)和实时影像引导等,在肝细胞癌治疗中具有重要作用。通过导航技术,医生可以实时监测肿瘤位置、大小、形状等信息,为粒子植入提供精准引导。导航技术的应用使得粒子植入过程更加准确,能够最大限度地杀伤肿瘤组织,同时减少对正常组织的损伤。三维打印技术是一项革命性的创新,它能够制造各种复杂形状的物体。在个体化需求日益突出的医学领域,这一技术具有极其重要的价值。借助现代计算机成像及重建技术,我们能够建立交互性强的人体结构模型,以在临床实践中应用。

导航联合三维打印技术是将二者的优势进行结合,导航技术和三维打印技术的融合为肝细胞癌治疗带来了前所未有的创新,可以实现精准的治疗计划制定。医生可以在三维打印的肝脏模型上模拟粒子植入的过程,确定最佳的治疗方案,避免手术中的不确定性。三维打印制作出定制的粒子植入器具。根据每位患者的具体情况,医生可以设计并打印出适合的导管和定位器,确保粒子的准确植入。其过程主要涉及以下步骤。

- 影像获取与处理。使用多排螺旋CT技术获取患者肿瘤靶区的高质量影像。这些影像将为治疗过程提供解剖结构、肿瘤位置和周围组织的详细信息。
- 三维模型重建。利用三维打印技术,将CT影像中的数据转化为精确的三维模型。这些模型可以展示患者的肿瘤靶区结构,帮助医生更好地理解患者的解剖情况。
- 个体化治疗规划。基于三维模型,医生可以使用治疗计划系统(TPS)进行个体化的治疗规划。他们可以在模型中确定粒子插植的位置、数量、放疗剂量等参数,以制定最佳治疗方案。
- 制作个性化模板。利用三维打印技术,制作出个性化的治疗模板。这些模板可以精确地引导插植针的位置,避免损伤周围健康组织。
- 精准导航插植。在治疗过程中,导航技术将实时引导插植针的位置,确保粒子在准确的位置进行插植。个性化模板和导航系统相结合,使插植过程更加精确和可控。
- 治疗效果评估。插植完成后,医生可以利用影像学方法对治疗效果进行评估。这些影像可以显示粒子的分布及肿瘤组织的变化,帮助医生判断治疗的效果。

总而言之,我们应用近距离治疗计划系统,在CT的三维图像上进行预计划设计,勾画治疗靶区,设定剂量和粒子活性,计算粒子数量及模拟粒子空间分布等工作。

导航联合三维打印技术的优势体现在以下方面。

- 精准定位和定制化。导航技术可以实时跟踪患者解剖结构的变化,三维打印技术可以制作出精准的个体化模型。通过将这两种技术结合,医生可以在治疗过程中精准定位肿瘤和器官,制定符合患者具体情况的个体化治疗方案。

● 减少手术风险。导航联合三维打印技术可以帮助医生规避患者身体中的风险结构,如血管、神经等,从而减少手术中的意外损伤。定制化的三维打印模板可以引导手术操作,使得治疗更加精确和安全。

● 治疗个体化。三维打印技术可以根据每位患者的解剖特点制作出独特的模型和模板,从而实现个体化的治疗。这种个体化治疗可以更好地满足患者的需求,提高治疗效果。

● 治疗方案预先规划。导航联合三维打印技术使得医生可以在手术前预先规划治疗方案,模拟治疗过程。这有助于医生更好地了解治疗流程,提前发现潜在问题,优化治疗方案。

● 实时操作优化。导航技术可以在手术中实时监测患者解剖结构的变化,而三维打印技术可以制作出实时可用的治疗辅助器具。这使得医生可以根据实际情况进行实时优化,提高治疗的成功率。

● 合理设计靶区剂量。三维打印的个性化模板结合CT引导,实施粒子植入手术,确保粒子在空间中的合理分布,使肿瘤靶区的实际剂量分布符合标准。

● 病例教育和沟通。制作三维打印模型可以为医生、患者和家属提供直观的解剖结构展示,有助于更好地理解治疗方案和手术过程。这可以加强医患之间的沟通,提高治疗的依从性。

● 科研和教育价值。导航联合三维打印技术为医学研究和教育提供了丰富的资源。医生可以在模型上进行实验,验证新的治疗策略。此外,这种技术还有助于培训新的医疗从业者,提升整个医疗团队的专业水平。

综上所述,导航联合三维打印技术的优势在于其个体化、精准化、安全性,以及为医生提供更多决策支持和操作优化的能力。这使得该技术在肝细胞癌等运动脏器的治疗中具有巨大的潜力。

（罗火灵　关培栋　张彦舫　贾富仓）

第3节 粒子植入治疗的穿刺针道和粒子布源一体化逆向设计方法

逆向规划是从医生所设定的目标和剂量分布要求出发,运用数学方法推导出实际可执行的照射方案的过程。通过逆向优化计算,能够使目标剂量分布与实际照射剂量分布之间的差异趋于最小,从而得到最贴近目标剂量分布函数的实际治疗计划。利用计算机自动进行规划,通过设置目标函数或建立数学模型,将剂量优化转化为求解目标函数最优解的问题。逆向规划有助于提升靶区剂量覆盖率,减少对危及器官的辐射剂量,不仅节省人力资源,还产生高质量且一致性的治疗计划,在肿瘤放疗临床应用中具有重要意义。

其中主要涉及以下步骤。

● 影像获取与分析。使用高分辨率的医学影像技术(如CT或MRI)获取患者的肝部解剖结构和肿瘤位置。这些影像数据将为逆向设计提供基础。

● 肿瘤和风险结构定义。利用影像数据,医生确定肿瘤的位置、形状和大小,同时标记周围的危及器官和组织结构。

● 三维重建和模拟。利用计算机软件对影像数据进行三维重建和模拟。在这一步骤中,可以确定肿瘤的靶区及潜在穿刺针道位置。

● 穿刺针道规划。基于模拟结果和影像数据,规划穿刺针道的路径和角度,确保能够准确达到肿瘤。

● 剂量规划。使用计算机软件设置粒子的剂量分布目标,以确保在肿瘤区域实现预期的剂量。同时,还要设置对周围器官和组织的剂量限制,以最大程度减少不良影响。

● 逆向优化计算。在计划系统中,运用逆向优化算法,根据医生设定的目标和限制条件,推导出适合的粒子布源分布和剂量分布。这一步骤旨在使目标剂量分布与实际照射剂量分布之间的差异最小化。

● 一体化模板设计。基于优化计算的结果,设计一体化模板,将穿刺针道和粒子布源的位置信息融入其中。这个模板可以在实际手术过程中准确引导穿刺针道的插入和粒子的植入。

● 实施治疗。在实际治疗过程中,根据模板的指导,插入穿刺针道,按照计划的粒子布源分布进行植入,确保剂量能够准确传递到肿瘤区域。

● 术后评估。治疗完成后,通过影像学方法评估粒子的分布情况和剂量分布效果。如果需要,可以对治疗计划进行调整以进一步优化治疗效果。

而在真实世界临床诊疗操作实践中,穿刺针道和粒子布源一体化逆向设计方法主要涉及以下步骤:①术前采用64排螺旋CT行胸部检查,层厚设定为5mm;②待患者完善CT检查后,将CT扫描图像传至TPS并勾画靶区,设定处方剂量110Gy,设定粒子活度为0.6mCi,粒子间距为0.5cm,针道间距为1cm,并通过人工智能识别肿瘤靶区位置及大小、周围正常危及器官、血管、神经等重要结构;③进行逆向剂量规划设计靶区剂量,设计针道,三维布源,评估穿刺路径及安全性,制定出最佳治疗方案;再次CT扫描定位,选取穿刺点,按治疗计划布置穿刺针,然后逐步退针植入放射性粒子。

人工智能在智能化剂量规划方面具有显著优势。在外放疗手术中,如强度调制放疗(IMRT)和容积调强弧形治疗(VMAT),机器学习模型能够准确预测计划靶区(PTV)和危及器官(OAR)的剂量分布,为手术计划提供指导。在内放疗方面,混合逆向剂量规划使用模拟退火(SA)方法,对给定数量的导管和剂量约束条件下的导管分布进行优化。基于SA结果,基于DVH的逆优化算法可快速优化三维剂量分布,计算放射源的停留位置和时间,确定可用于临床的剂量空间和可接受的剂量区域。人工智能改变了传统的逆向剂量规划,引入了基于知识的规划、基于深度学习的剂量预测,以及基于深度强化学习的智能逆向规划等方法。其中,复杂的非线性模型被用于拟合放射源、PTV、OAR与剂量分布之间的关系,网络结构不断创新,提升剂量预测的效率和质量。根据高质量的先验治疗计划,能准确预测剂量分布,指导临床计划优化。因此,不同经验和技能水平的物理治疗师可以保持高质量的治疗计划。模拟退火算法则是模仿金属从高温向低温缓慢冷却的过程,以寻找最低能量状态为目标的算法。在逆向剂量规划的求解过程中,每种放射粒子排布方式对应一种状态方程。通过对比评估不同排布方式,判断是否更新粒子排布方式。Metropolis准则在接受新解时引入了随机因素,以一定的概率接受比当前排布方式结果差的解,这能有效减少算法陷入局部最优解的情况。

总而言之,人工智能通过逆向剂量规划可以合理地进行穿刺针道和粒子布源一体化逆向设计,有助于在粒子植入治疗中实现更精确的靶向放疗。

(肖卓)

第 4 节　三维数字模板引导粒子植入的临床应用

三维数字模板引导粒子植入是一种创新性的治疗方法,借助先进的医学影像技术、计算机模拟及三维打印技术,为放疗带来了突破性的进展。在肿瘤治疗领域,尤其是在粒子植入治疗中,这一方法已经在临床应用中展现出了巨大的潜力。这一方法能够在粒子治疗中实现更加精准、个体化的治疗方案,以下将分别介绍其在不同类型实体瘤治疗中的应用情况。

1.高风险部位的肿瘤

在一些高风险部位肿瘤治疗中,三维数字模板引导粒子植入能够确保粒子剂量准确传递到肿瘤区域,同时最小化对周围正常组织的剂量损伤。这对于保护重要结构的安全性和治疗效果至关重要。对于位于脑部的肿瘤,三维数字模板引导粒子植入可以实现非侵入性的治疗。例如,脑部的恶性肿瘤(如胶质母细胞瘤),常常位于重要的解剖结构附近,手术治疗可能对患者的生活质量产生严重影响。通过制作个体化的三维数字模板,医生可以规划出穿刺针道和粒子布源的最佳位置,确保粒子剂量准确传递到肿瘤区域,最大限度地保护周围正常组织。

2.深部肿瘤

对于深部的肿瘤,手术难度较大,常规的治疗方法可能会对周围组织造成损伤。三维数字模板能够提供精准的穿刺针道和粒子分布方案,使粒子能够准确到达深部肿瘤,同时减少了手术风险。如 ^{125}I 粒子植入可以有效地减轻终末期脊柱转移瘤患者的背痛,增强椎体强度。

3.不适合手术的肿瘤

有些肿瘤因位置或患者状况等原因不适合手术,而粒子治疗则可以为这些肿瘤提供一种有效的非手术治疗选择。三维数字模板可以确保在没有手术干预的情况下,将粒子精准送达肿瘤组织,发挥治疗作用。如 ^{125}I 粒子植入联合经导管动脉化疗栓塞(TACE)治疗晚期不可手术的肝细胞癌患者可以显著改善晚期肝细胞癌患者的临床反应并延长生存期。而对于 TACE 后肝细胞癌残留的肝细胞癌病灶,作为补充治疗,¹²⁵I 粒子植入是安全且容易实现的,提高了肿瘤的局部控制率。¹²⁵I粒子近距离放射治疗可以增强一线化疗后进展性不可手术的 NSCLC 患者的临床疗效,且不会引起重大毒副作用。

4. 儿童肿瘤

儿童肿瘤治疗需要尽可能地最小化对正常组织的损伤,以确保儿童的生长和发育。三维数字模板可以在粒子治疗中精确控制剂量分布,减少对健康组织的不良影响,使得治疗更加安全。对于无法手术的 WHO Ⅰ级和Ⅱ级神经胶质瘤儿童患者,¹²⁵I粒子近距离放射治疗是一种安全、微创且高效的局部治疗选择。

5. 复杂解剖结构的肿瘤

当肿瘤位于复杂解剖结构的附近时,传统的治疗方法可能难以确保剂量精准到达。三维数字模板引导粒子植入能够根据瘤的位置和周围解剖结构进行个体化的治疗设计,提高治疗的精准性。例如,¹²⁵I粒子植入可以提高胰腺癌靶区的剂量分布,减少周围正常组织的损伤。对于头颈部等具有复杂解剖位置的肿瘤而言,MRI引导下¹²⁵I粒子植入是治疗口腔颌面部腺源性恶性肿瘤的一种准确方法,可有效降低术后并发症和肿瘤复发率。

6. 特殊情况

例如,对于妊娠期乳腺癌的患者而言,使用¹²⁵I粒子植入技术是安全的,胎儿最大暴露量远低于 100 mSv 的阈值,因此不会导致胎儿组织损伤的风险增加。

综上所述,三维数字模板引导粒子植入在不同类型的肿瘤治疗中都具有广泛的应用前景。通过个体化的治疗方案和精确的模板引导,这一技术能够最大限度地提升治疗效果,减少副作用,为患者提供更为安全和有效的治疗选择(图6-1)。

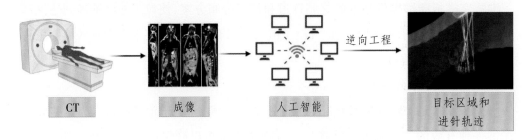

图6-1 人工智能参与肿瘤介入治疗模拟的流程图。

(李家平 温杰)

参考文献

［1］Jia X, Albuquerque K: Artificial Intelligence and Deep Learning for Brachytherapy［J］. Seminars in radiation oncology 2022, 32(4):389-399.

［2］Fionda B, Boldrini L, D'Aviero A, et al. Artificial intelligence (AI) and interventional radiotherapy (brachytherapy): state of art and future perspectives. Journal of contemporary brachytherapy 2020, 12(5):497-500.

［3］Banerjee S, Goyal S, Mishra S, et al. Artificial intelligence in brachytherapy: a summary of recent developments［J］. The British journal of radiology 2021, 94(1122):20200842.

［4］Zhao JZ, Ni R, Chow R, et al. Artificial intelligence applications in brachytherapy: A literature review［J］. Brachytherapy 2023, 22(4):429-445.

［5］Chen J, Remulla D, Nguyen JH, et al. Current status of artificial intelligence applications in urology and their potential to influence clinical practice［J］. BJU international 2019, 124(4): 567-577.

［6］Andersén C, Rydén T, Thunberg P, et al. Deep learning-based digitization of prostate brachytherapy needles in ultrasound images［J］. Medical physics 2020, 47(12):6414-6420.

［7］Wang J, Zhang F, Guo J, et al. Expert consensus workshop report: Guideline for three-dimensional printing template-assisted computed tomography-guided (125)I seeds interstitial implantation brachytherapy［J］. Journal of cancer research and therapeutics 2017, 13(4):607-612.

［8］Han X, Fang S, Sheng R, et al. Wang J: Dosimetry verification of three-dimensional printed polylactic acid template-guided precision (125) I seed implantation for lung cancer using a desktop three-dimensional printer［J］. Journal of applied clinical medical physics 2021, 22(10): 202-209.

［9］Wang H, Peng R, Li X, et al. The dosimetry evaluation of 3D printing non-coplanar template-assisted CT-guided 125I seed stereotactic ablation brachytherapy for pelvic recurrent rectal cancer after external beam radiotherapy［J］. Journal of radiation research 2021, 62(3):473-482.

［10］Jiang Y, Ji Z, Guo F, et al. Side effects of CT-guided implantation of (125)I seeds for recurrent malignant tumors of the head and neck assisted by 3D printing non co-planar template ［J］. Radiation oncology (London, England) 2018, 13(1):18.

［11］Zhang H, Dev D, Yu H, et al. Feasibility of three-dimensional-printed template-guided (125)I seed brachytherapy and dosimetric evaluation in patients with malignant tumor［J］. Journal of cancer research and therapeutics 2019, 15(4):793-800.

［12］Wang J, Chai S, Wang R, et al. Expert consensus on computed tomography-assisted three-dimensional-printed coplanar template guidance for interstitial permanent radioactive (125) I seed implantation therapy［J］. Journal of cancer research and therapeutics 2019, 15(7):1430-1434.

［13］Saito S, Ye X. Expert consensus workshop report: Guideline for three-dimensional-printing template-assisted computed tomography-guided（125）I seeds interstitial implantation brachy-therapy[J]. Journal of cancer research and therapeutics 2017, 13(4):605-606.

[14]He X, Liu M, Zhang M, et al. A novel three-dimensional template combined with MR-guided（125）I brachytherapy for recurrent glioblastoma[J]. Radiation oncology（London, England）2020, 15(1):146.

[15]He X, Xu Y, Liu M, et al. Three-dimensional template combined with MR-guided io-dine-125 brachytherapy for recurrent brain metastases[J]. Journal of contemporary brachytherapy 2023, 15(3):174-183.

[16]Kang W, Zhang H, Liang Y, et al. Comparison of three-dimensional-printed template-guided and traditional implantation of（125）I seeds for gynecological tumors: A dosimetric and effi-cacy study[J]. Journal of cancer research and therapeutics 2021, 17(3):688-694.

[17]Ji Z, Jiang Y, Su L, et al. Dosimetry Verification of（125）I Seeds Implantation With Three-Dimensional Printing Noncoplanar Templates and CT Guidance for Paravertebral/Retroperi-toneal Malignant Tumors[J]. Technology in cancer research & treatment 2017, 16(6):1044-1050.

[18]Chen E, Zhang Y, Zhang H, et al. Dosimetry study of three-dimensional print template for 125I implantation therapy[J]. Radiation oncology（London, England）2021, 16(1):115.

[19]Sachpazidis I, Hense J, Mavroidis P, et al. Investigating the role of constrained CVT and CVT in HIPO inverse planning for HDR brachytherapy of prostate cancer[J]. Medical physics 2019, 46(7):2955-2968.

[20]Poulin E, Fekete CA, Létourneau M, et al. Adaptation of the CVT algorithm for catheter optimization in high dose rate brachytherapy[J]. Medical physics 2013, 40(11):111724.

[21]Cui S, Després P, Beaulieu L. A multi-criteria optimization approach for HDR prostate brachytherapy: I. Pareto surface approximation[J]. Physics in medicine and biology 2018, 63(20):205004.

[22]Cui S, Després P, Beaulieu L. A multi-criteria optimization approach for HDR prostate brachytherapy: II. Benchmark against clinical plans[J]. Physics in medicine and biology 2018, 63(20):205005.

[23]Shen C, Gonzalez Y, Klages P, et al. Intelligent inverse treatment planning via deep rein-forcement learning, a proof-of-principle study in high dose-rate brachytherapy for cervical cancer[J]. Physics in medicine and biology 2019, 64(11):115013.

[24]Tian Y, Xie Q, He J, et al. Radioactive（125）I seeds inhibit cell growth and epithelial-mesenchymal transition in human glioblastoma multiforme via a ROS-mediated signaling pathway[J]. BMC cancer 2015, 15:1.

[25]Xie LL, Chen XD, Yang CY, et al. Efficacy and complications of（125）I seeds combined with percutaneous vertebroplasty for metastatic spinal tumors: A literature review[J]. Asian journal of surgery 2020, 43(1):29-35.

［26］Hou JP, Shi YB, Fu YF, et al. I-125 seeds insertion with TACE for advanced HCC: a meta-analysis of randomized controlled trials［J］. Minimally invasive therapy & allied technologies : MITAT : official journal of the Society for Minimally Invasive Therapy 2022, 31(6):848-855.

［27］Gao FL, Wang Y, Huang XZ, et al. I-125 seeds brachytherapy with transcatheter arterial chemoembolization for subcapsular hepatocellular carcinoma［J］. BMC gastroenterology 2022, 22 (1):273.

［28］Li J, Zhang L, Xie Q, et al. I seeds implantation for treating residual hepatocellular carcinoma located beneath the diaphragm after transcatheter arterial chemoembolization［J］. Brachytherapy 2019, 18(3):420-425.

［29］Chen ZK, Fan J, Li FQ, et al. I-125 seeds with chemotherapy for progressive non-small-cell lung cancer after first-line treatment: a meta-analysis［J］. Journal of cardiothoracic surgery 2022, 17(1):75.

［30］Ruge MI, Simon T, Suchorska B, et al: Stereotactic brachytherapy with iodine-125 seeds for the treatment of inoperable low-grade gliomas in children: long-term outcome［J］. Journal of clinical oncology : official journal of the American Society of Clinical Oncology 2011, 29(31): 4151-4159.

［31］Hertzanu Y, Ye X. A valuable guideline of radioactive I seeds interstitial implantation brachytherapy for pancreatic cancer［J］. Journal of cancer research and therapeutics 2018, 14(7): 1453-1454.

［32］Li R, Fu K, Gao N, et al. MRI interstitial (125)I seed implantation treatment for oral and maxillofacial adenogenic malignant tumor［J］. Zhonghua kou qiang yi xue za zhi = Zhonghua kouqiang yixue zazhi = Chinese journal of stomatology 2016, 51(6):346-349.

［33］Heeling E, van de Kamer JB, Methorst M, et al. The Safe Use of (125)I-Seeds as a Localization Technique in Breast Cancer during Pregnancy［J］. Cancers 2023, 15(12).

索 引

C

超声 11

超声导航跟踪系统 106

程序性死亡受体1 69

出血流量 47

穿刺针 12

磁共振成像 6

磁共振导航跟踪系统 103

磁共振弥散加权成像 45

磁共振射频跟踪技术 94

磁敏感加权成像 71

粗略标注 54

D

单纯疱疹病毒1 24

胆管细胞癌 52

导管 12

导管鞘 12

导丝 12

点云配准 139

电磁定位跟踪技术 93

动脉灌注化疗 13

对比增强超声 30

多影像融合导航 108

F

非环形强化 56

非强化包膜 57

非周边廓清 57

肺小结节定位 17

风险分层 121

G

肝局灶性结节增生 50

肝细胞癌 6

肝细胞腺瘤 51

肝脏局灶性病变 53

肝脏特异期 59

肝脏炎性假瘤 51

肝转移瘤 53

干扰素 22

灌注加权成像 45

光学跟踪技术 95

H

海绵状血管瘤 50

化学消融 14

环形强化 56

J

机器学习 3

计划靶区 162

计算机断层扫描 6

计算机辅助导航 158

介入放射学 9

介入消融 133

介入引导系统 20

近距离放射治疗 15

经导管动脉栓塞化疗 13

经导管动脉栓塞术 13

经颈静脉肝内门体分流术 16

经皮穿刺活检术 17

经皮穿刺椎体成形术 17

经皮胆道支架置入术 16

经皮肝穿刺导航系统 133

经皮肝动脉灌注的饱和化疗 23

经皮经肝穿刺胆汁引流术 16

精细标注 55

K

抗原呈递细胞 31

L

粒细胞集落刺激因子 22

磷脂酰肌醇三激酶 69

M

毛细血管通透面积 47

门静脉栓塞术 18

免疫栓塞 21

模拟退火 162

Q

腔静脉滤器 16

强度调制放疗 162

强化包膜 57

曲线下面积 6

R

人工智能 3

容积调强弧形治疗 162

溶瘤病毒 24

S

三维卷积神经网络 62

上腔静脉血管内支架置入术 16

射频消融术 67

深度学习 3

神经毁损阻滞术 17

输液港置入术 18

术中影像导航系统 101

数据挖掘 128

损失函数 143

T

特征过滤模块 142

特征提取模块 141

同反相位成像 48

图像处理 128

W

网络结构 140

危及器官 28

微波消融术 14

微血管侵犯 60

无进展生存期 22

X

下腔静脉 12

消融治疗 14

虚拟现实 8

血管内皮生长因子 68

血管内异物捕捞 17

血管造影机 11

血容量 47

Z

增强现实 8

支架 12

肿瘤坏死因子 22

周边廓清 57

周围不连续结节样强化 56

自然语言处理 128

总体生存期 62

共同交流探讨
提升专业能力

扫描本书二维码，获取以下专属资源

 ☆**行业资讯** >>>>>>>>>>>>>>>>

线上阅读行业资讯，把握行业动态

 ☆**读者社群** >>>>>>>>>>>>>>>>

加入本书专属社群，探讨专业问题

 ☆**好书推荐** >>>>>>>>>>>>>>>>

分享专业领域书单，提升专业能力

扫码添加智能阅读向导
助你实现高效阅读

操作步骤指南

① 微信扫描左侧二维码，
选取所需资源。

② 如需重复使用，可再次
扫码或将其添加到微信
收藏"。